U0230244

耳石症诊断和治疗入门

Handbook of Otolithiasis Diagnosis and Treatment

主编　王利一

编者名单及其单位（以姓氏笔画为序）

王利一　北京医院

吕　凡　北京医院

庄　园　北京医院

刘艳丽　北京市丰台区铁营医院

杨　弋　北京医院

宋海涛　北京医院

张秋颖　北京大学医院

高　波　北京医院

黄魏宁　北京医院

彭　好　北京医院

人民卫生出版社

·北京·

图书在版编目（CIP）数据

耳石症诊断和治疗入门/王利一主编. —北京：
人民卫生出版社，2023.1（2025.3重印）
ISBN 978-7-117-34087-8

Ⅰ. ①耳… Ⅱ. ①王… Ⅲ. ①耳石—诊疗 Ⅳ.
①R764

中国版本图书馆 CIP 数据核字（2022）第 227759 号

人卫智网	www.ipmph.com	医学教育、学术、考试、健康，
		购书智慧智能综合服务平台
人卫官网	www.pmph.com	人卫官方资讯发布平台

耳石症诊断和治疗入门
Ershizheng Zhenduan he Zhiliao Rumen

主　　编：王利一
出版发行：人民卫生出版社（中继线 010-59780011）
地　　址：北京市朝阳区潘家园南里 19 号
邮　　编：100021
E - mail：pmph @ pmph.com
购书热线：010-59787592　010-59787584　010-65264830
印　　刷：北京顶佳世纪印刷有限公司
经　　销：新华书店
开　　本：710×1000　1/16　印张：8
字　　数：148 千字
版　　次：2023 年 1 月第 1 版
印　　次：2025 年 3 月第 2 次印刷
标准书号：ISBN 978-7-117-34087-8
定　　价：98.00 元
打击盗版举报电话：**010-59787491**　E-mail：WQ @ pmph.com
质量问题联系电话：**010-59787234**　E-mail：zhiliang @ pmph.com
数字融合服务电话：**4001118166**　E-mail：zengzhi @ pmph.com

主 编 简 介

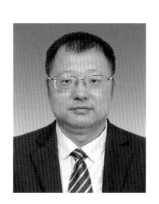

王利一
医学博士，主任医师
北京医院耳鼻咽喉科

　　1996年本科毕业于上海医科大学，2008年博士毕业于北京大学。先后师从于黄魏宁教授和余力生教授。参与成立国内第一家眩晕诊疗中心，在国内较早开展眩晕疾病的临床诊疗工作，较早地将前庭功能检查技术引入眩晕诊疗，多年来为上万例眩晕患者解除病患。擅长良性阵发性位置性眩晕、梅尼埃病、前庭神经炎、突发性聋伴眩晕、前庭阵发症等外周性眩晕疾病的诊断和治疗，在疑难眩晕疾病的鉴别诊断及前庭功能检查技术方面拥有丰富的临床经验。参与制订中国良性阵发性位置性眩晕、梅尼埃病、前庭性偏头痛、前庭神经炎等眩晕疾病的诊疗指南，牵头制订头脉冲试验、前庭诱发肌源性电位检查及前庭康复专家共识。长期从事眩晕诊疗的推广工作，参与成立国内第一个眩晕组织——中华医学会耳鼻咽喉头颈外科分会耳科眩晕协作组，加入国际权威的眩晕组织——Bárány学会以及国际耳内科协会，每年举办多个眩晕诊疗技术学习班，推动了中国眩晕事业的发展。

前　言

良性阵发性位置性眩晕，俗称"耳石症"，是最常见的眩晕疾病。正是因为对耳石症的不断认识，特别是复位治疗的疗效显著，大幅度提高了眩晕疾病的诊断和治疗水平，越来越多的医生开始关注甚至致力于眩晕疾病的诊疗。但是到目前为止，国内外尚无专门关于耳石症诊疗的书籍。编写一本涵盖耳石症诊断和治疗相关知识的书籍，为临床眩晕工作者提供帮助正是我们编写此书的初衷。

北京医院耳鼻咽喉科长期致力于眩晕疾病的诊疗工作，在国内较早开展耳石症的手法复位治疗。早在 20 世纪 90 年代，我的导师北京医院耳鼻咽喉科黄魏宁教授留学美国匹兹堡大学期间，第一次接触到耳石症这一疾病，并亲身体验了手法复位治疗耳石症的神奇疗效。回国后他逐渐在临床上开展耳石症的临床诊治工作，成立了国内第一家眩晕诊疗中心，取得了大量临床经验。牵头制订了国际上第一个耳石症诊疗指南。在此基础上每年举办眩晕诊疗学习班，手把手教会学员如何手法复位，极大地推动了国内耳石症的诊疗工作。成立了国内第一个眩晕学术组织——中华医学会耳鼻咽喉头颈外科分会耳科眩晕协作组。本书正是北京医院耳鼻咽喉科几十年耳石症诊断和治疗经验的总结。

本书内容主要针对对耳石症诊疗感兴趣的耳鼻咽喉科医师、神经内科医师等初学者。耳石症虽然常见，感觉入手简单，但是如果要真正掌握耳石症的诊断和治疗，特别是复杂情况的诊断和处理，必须先掌握基本的解剖和生理知识。只有熟练掌握了前庭 - 眼反射、位置试验、各种复位手法的生理机制，才能够在临床工作中做到轻车熟路，面对复杂情况也可以做到有条不紊，能熟练地运用理论知识做出最佳解释和选择，做到有理有据。因此，本书的第一个重点就是用文字配图的形式帮助大家准确理解耳石症相关的生理机制，力求做到浅显易懂，成为初学者的常备工具书。

　　初学者总是感觉看书容易，实际操作起来并不容易。从患者的主诉到检查，临床实践中每个患者的情况都不尽相同。医师提高诊疗水平唯一的办法就是反复询问病史，多观察眼震，多做复位，遇到不清楚的情况多想，多问，多看书，不断在实践中提高自己。本书第二个重点就是诊断和治疗，这一部分打破书籍的常规，完全从临床实践角度编写内容，整个章节代表着北京医院耳鼻咽喉科的观点，很多内容在以往的书上并未提及，更多的是编写者个人的临床经验，部分内容目前在国际上仍然存在争论。本书观点可能与其他书籍不尽相同，也真诚欢迎同行们批评指正。

　　尽管真正意义上开展耳石症诊断和治疗已有 30 余年历史，但是仍然存在很多不确定的地方，也不断有新的观点出现。本文也针对目前的一些新进展做了概述，比如轻嵴帽现象、残余症状、如何预防等。希望本书能够成为繁忙的临床一线医生方便使用的耳石症口袋参考书。

　　感谢北京医院耳鼻咽喉科全体同仁的大力支持，感谢内特斯公司在本书编写过程中提供的无私帮助。谨以此书向我的导师黄魏宁教授致敬，感谢他在耳石症治疗、推动国内眩晕诊疗工作方面做出的巨大贡献。

2022 年 10 月

耳石症诊断和治疗入门

Handbook of Otolithiasis Diagnosis and Treatment

英汉缩写词表

英文缩写	英文全称	汉语
SCC	semicircular canal	半规管
RPSCC	right posterior semicircular canal	右侧后半规管
LPSCC	left posterior semicircular canal	左侧后半规管
RLSCC	right lateral semicircular canal	右侧外半规管
LLSCC	left lateral semicircular canal	左侧外半规管
RASCC	right anterior semicircular canal	右侧前半规管
LASCC	left anterior semicircular canal	左侧前半规管

耳石症诊断和治疗入门

Handbook of Otolithiasis Diagnosis and Treatment

目　　录

耳石症诊断和治疗入门

Handbook of Otolithiasis Diagnosis and Treatment

第一章

概　　述

【引言】 眩晕，是一种临床常见症状，通常是指在无外界刺激时突然发作的感觉自身或外物运动的错觉。它并不是一个特定的疾病，而是涵盖了各种病因和机制的复合感觉或感觉运动综合征。根据不同学者的统计，眩晕可被列入门诊/急诊患者主诉症状的前三位。有学者统计过，在人的一生中罹患旋转性或姿势性眩晕的概率大约为30%，且随着年龄增加，患病率逐渐上升。

平衡是人体重要的生理功能之一。它作为一项复杂的感觉运动，需要来自视觉系统、前庭系统及本体感觉系统的精确而庞杂的感觉信息输入，需要中枢神经系统对这些感觉信息的精确整合并发出传出指令，需要骨骼肌肉系统按照中枢神经系统传出的运动指令，准确地完成动作。在这一过程中，任何一个或多个系统功能障碍或信息匹配不当，均会引起平衡失调而产生眩晕。因此，眩晕的病因涉及多个学科，不仅与耳鼻咽喉科密切相关，还与内科（尤其神经内科）、骨科、精神心理科等均关系密切。

有学者对门诊眩晕患者病因进行了回顾性研究发现，最常见病因是良性阵发性位置性眩晕，其他常见病因还包括前庭中枢性眩晕、前庭偏头痛、梅尼埃病、前庭神经炎、前庭阵发症等前庭系统疾患及非前庭性眩晕。如何能够在眩晕繁复的病因中快速辨别良性阵发性位置性眩晕，并给予其规范化的治疗，至关重要。

【概念】 良性阵发性位置性眩晕（benign paroxysmal positioning vertigo，BPPV），俗称耳石症，是一种相对于重力方向的头位变化所诱发的、以反复发作的短暂性眩晕和特征性眼球震颤为表现的外周性前庭疾病，也有部分患者可能会主诉头晕、跌倒、头重脚轻、漂浮感、振动幻视等。该病1921年由Barany首次报道，至今已有百年历史，1952年由Dix和Hallpike[16]报道了使用特定手法可激发典型症状及眼震，该方法一直沿用至今，目前仍是检查诊断BPPV的重要依据。

该病可以在任何年龄发病，在老年人群（尤其60~70岁）中发病率较高，其中退行性或特发性病因者占大多数,有学者统计发病率可高达 95%。该病为自限性疾病,多可在数周至数月内自行缓解,但也有约 30% 患者症状持续时间较长,易复发。

【分类】 耳石症的临床分类目前尚无统一的标准。根据中华医学会耳鼻咽喉头颈外科学分会发布的《良性阵发性位置性眩晕诊断和治疗指南(2017)》,按病因或受累半规管进行分类:

(1)按病因分类:特发性 BPPV,病因不明;继发性 BPPV,常见病因为头外伤(17%)和前庭神经炎(15%)。

(2)按受累半规管分类:后半规管 BPPV,占 70%~90%;外半规管 BPPV,占 10%~30%;前半规管 BPPV,占 1%~2%;多半规管 BPPV,占 9.3%~12%。

【发病机制】 早在 1892 年,Ewald 就明确阐述了半规管平面、内淋巴流动方向,与头部运动方向和诱发眼震方向之间的关系,提出了 Ewald 定律;后来前庭系统超微结构一步步阐明,Spoendlin 描述了前庭毛细胞排列的极性,Flock、Hudspeth 描述了力的作用与毛细胞兴奋性关系,这种兴奋性是通过不同离子通道的开放和关闭来实现的。目前,耳石症发病机制尚不清楚,较广泛接受的学说是:①管结石症学说由 Hall 最早提出,后经 Brandt、Spley、Bdloh、Steddin 等学者补充;②嵴帽结石症学说通过半规管中耳石移动的模型,或耳石颗粒脱落后黏附于壶腹嵴嵴帽引起其密度改变,可以解释耳石症临床表现、典型眼震的方向、潜伏期、持续时间和疲劳性。

【检查】 基于此机制,耳石症的检查和治疗也逐渐完善。在详细的病史采集基础上,经典的 Dix-Hallpike 检查法、滚转试验,结合 Frenzel 眼镜、红外视眼震仪、ENG、前庭诱发肌源性电位(vestibular evoked myogenic potential,VEMP)等新的检查技术,以及 CT 和 MRI 等影像学检查等,可用于诊断和鉴别诊断该病。

【治疗】 耳石复位是治疗本病的首选有效方法,也是本书详细阐述的重点,通过 Semont 手法、Epley 手法等复位治疗,可以成功治疗绝大多数患者。另外尚有 Brandt-Daroff 训练法和 360° 翻滚手法、Gufoni 手法、Yacovino 手法等其他复位手法或强制体位可供选择。对于顽固性眩晕、手法治疗无效、严重影响生活工作者(该类患者不足 1%),可行手术治疗,手术方式多为半规管填塞或选择性神经切断术。此外眩晕发作期,可辅助药物治疗。近些年,对于前庭康复训练、残存头晕的理解和处理等也越来越引起临床医师的关注,本书也会在相关章节进行探讨。

在医学领域中,对于眩晕发作患者的精准诊断、有效治疗一直是一个挑战。本书通过总结前人研究、方法、指南和笔者团队的临床实践经验详细而条理明晰地论述了耳石症这一看似简单、实则不易掌握的疾病。在前庭系统解剖、生理的基础上，描述耳石症发病机制，结合大量图片和录像重点阐述该病检查手法及常用复位手法，之后立足于临床病例，分析该病的病史采集要点、诊断及鉴别诊断思路、治疗方案的选择，其中，轻嵴帽、复位后残余头晕的处理等均有独立章节介绍。

（庄 园 黄魏宁）

第二章

相关解剖与生理

要掌握 BPPV，必须深入理解相关的前庭系统解剖与生理。位置试验为什么这么做？不同类型耳石症的眼震为什么不同？复位手法的原理到底是什么？操作过程中需要注意哪些要点？所有这些都离不开前庭系统解剖与生理。本章重点介绍和 BPPV 相关的解剖和生理知识。

第一节 解 剖

前庭感受器包括半规管（骨半规管和膜半规管）、椭圆囊和球囊，是与平衡相关的重要结构。

（一）骨半规管

1. 三个骨半规管 内耳有 3 个骨半规管（bony semicircular canals）：前半规管、后半规管和外半规管，它们都位于前庭的后上方，每个半规管约为圆周的 2/3。3 个半规管的长度不一，但直径相似。每个半规管有一膨大的末端称壶腹（ampulla），其直径约为半规管直径的 2 倍。

（1）前半规管（anterior semicircular canal）：长 15～20mm。方位与颞骨岩部的长轴垂直，位于岩部前面弓状隆起的深面。弓状隆起并非正好与前半规管相对应，而是与大脑颞叶下面的枕颞沟相对应。前骨半规管的前端为壶腹，开口于前庭的上外侧部；后端与后半规管的上端合成总脚（crus commune 或 common limb），长约 4mm，开口于前庭的内侧部。

（2）后半规管（posterior semicircular canal）：向后弯曲、垂直走行，与颞骨岩部的后面几乎平行，长 18～22mm。后半规管的下端为壶腹，开门于前庭的下部、蜗隐窝下方，窝内下筛斑（macula crihrosa inferior）供至壶腹的神经通过。后半规管的上端与前半规管的后端合成总脚。

（3）外半规管（lateral semicircular canal）：外半规管长 12～15mm，其弓水平地朝向后外。前端壶腹开口于前庭的上外角，位于前庭窗上方和前半规管壶腹的正下方。后端开口位于总脚开口的下方。

2. 骨半规管之间的空间关系 3个半规管相互垂直,恰好分属立体空间的三个平面(图2-1)。人体在直立正视前方的时候,外半规管所在平面与水平面成30°角,这就是前庭双温试验时需要患者平卧同时头抬高30°的原因,此时外半规管所在平面位于垂直位,处于最佳刺激平面。同理滚转试验时要求患者尽量平卧头抬高30°。同侧前后半规管互相垂直分别与矢状位约成45°角。一侧后半规管与对侧前半规管所在平面平行。在做 Dix-Hallpike 试验时先让患者向一侧转头45°,就是为了把一侧后半规管转到矢状位这个坐躺动作的最佳刺激平面上,同时对侧前半规管也处于这个平面,所以如果这个动作诱发出眼震,要么是一侧后半规管,要么是对侧前半规管。

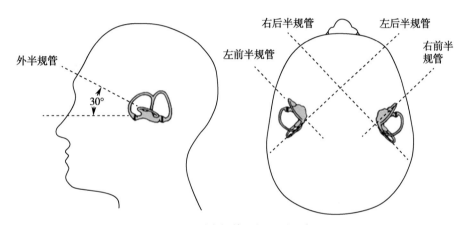

图2-1 3对半规管空间关系示意图

(二)膜半规管

骨半规管和膜半规管分别为骨迷路和膜迷路的一部分。骨迷路约小拇指末节大小,骨迷路包裹膜迷路犹如外衣包裹内衣,骨迷路与膜迷路之间充满外淋巴,膜迷路内充满内淋巴(图2-2)。膜半规管呈2/3圆弧状,展开后长约18mm,内径约0.3mm,其一端膨大为壶腹端,壶腹嵴是角加速度感受器。其包括外膜半规管、前膜半规管和后膜半规管,这三者互相垂直,行程与相应的骨半规管一致,其周缘大部分紧贴于骨半规管壁,但其直径只有骨半规管的1/4。三个半规管通过5个管口与椭圆囊相连。

每个壶腹的膜壁有一横的突起,其中心区为鞍状感觉区,即壶腹嵴(ampullary crest),内有毛细胞和支持细胞。壶腹嵴游离缘的全长大部分为宽的凹陷,在嵴两侧和管壁之间为半月平面。细胞外胶样物质的垂直板附于壶腹嵴的游离缘,构成壶腹帽(cupula),该帽突入到壶腹的管腔中(图2-3)。因此,头

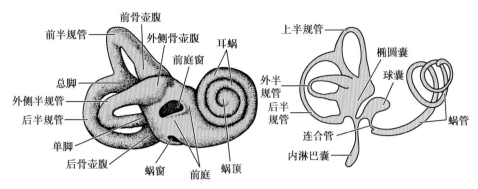

图 2-2　骨迷路和膜迷路示意图
（引自：田勇泉. 耳鼻咽喉头颈外科学. 8 版. 北京：人民卫生出版社，2013.）

部旋转引起内淋巴运动更易导致壶腹帽的弯曲，刺激通过此途径传递给感觉毛细胞。这样，当头部朝任意方向倾斜和旋转时，3 个膜半规管皆感受角加速度刺激。

（三）椭圆囊和球囊

椭圆囊和球囊位于骨迷路的前庭内。椭圆囊上端底部和前壁有椭圆囊斑，与外半规管平面一致，球囊前上壁有球囊斑，与前半规管平面一致，椭圆囊斑与球囊斑感受线性加速度和头偏斜。

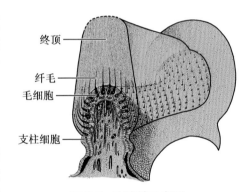

图 2-3　壶腹嵴示意图
（引自：田勇泉. 耳鼻咽喉头颈外科学. 8 版. 北京：人民卫生出版社，2013.）

第二节　生　理

一、前庭系统概述

前庭系统是人体平衡系统的重要组成部分，其感受器位于内耳的耳石器和半规管，接收适宜的刺激信号后，经前庭神经传入到前庭神经核，在此与其他感觉信号整合，再经相应的传导通路执行特异性或非特异性功能。整个前庭系统的框架如图 2-4，视觉、前庭觉和本体觉作为前庭系统的外周感受器，为前庭系统提供来自环境的各种感觉信息。视觉通过眼睛提供图像信息，前庭觉通过内耳的前庭外周感受器提供线性和角加速度的信息，本体觉通过肌腱、关节处的压力感受器提供压力信息。上述三种信息共同传入初级、高级前庭中枢，前庭中枢对这些传入的感觉信息进行分析处理,从而来判断头部和身体的位置和运动情况(现在是低头还是抬头,身体是平稳还是将要摔倒)。根据现在的位置和运动情况,来制订下一时刻的运动策略(如果身体倾斜将要摔倒了,那么就要及时通过运动系统纠正体位,避免摔倒),这些运动要通过不同的反射弧支配肌肉来实现,例如通过反射弧支配眼肌来控制眼球运动,这个反射通路称为前庭 - 眼反射;通过反射弧支配躯干各部分肌肉来控制身体运动,这个反射通路称为前庭 - 脊髓反射。各个反射通路受小脑的监控,在必要的时候重新调整运动策略。

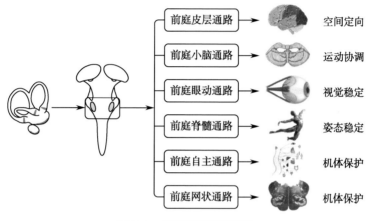

图 2-4　前庭系统传导通路

二、前庭生理

1. 前庭感受器的生理　前庭毛细胞的作用就是把机械运动信号转化为生物电信号,静息状态下毛细胞顶端 10% 阳离子通道开放,维持 −60mV 静息电位,当较短静纤毛压向较长静纤毛时,机械门控阳离子通道开放增加,K^+ 内流进而引发一系列放大效应,去极化而产生兴奋性动作电位,反之则产生抑制性电位。前庭上皮毛细胞纤毛排列存在极性,外半规管动纤毛朝向壶腹侧,垂直半规管背离壶腹侧,椭圆囊斑动纤毛朝向微纹,球囊斑背离微纹,因而对运动的感知存在共轭协同效应。

2. 前庭神经的生理　与毛细胞类型和空间分布相应的前庭传入纤维末梢也有不同的类型和空间分布特点,因而不同频率的前庭信号神经编码和传导存在差异。相对而言前庭传出纤维数量较少,但在前庭系统保护和可塑性上意义重大。

3. 前庭中枢的生理　前庭系统的最大特点就是在第一级中枢就是多模态的,前庭神经核作为前庭系统的枢纽,仅有少量神经元单纯接受前庭传入纤维投射,大量神经元还接受本体觉、视觉、小脑、皮层等多种双向投射。前庭小脑、前庭皮层为散点多感觉网络,同时接受多种感觉投射,核心区域位于顶岛叶PIVC区,双侧半球均有前庭皮层,但单侧信号传入较强,前庭皮层通路传导中4次交叉,因而前庭优势半球在右利手位于右半球,在左利手位于左半球。

4. 前庭 - 眼反射 前庭 - 眼反射相关效应器官是眼外肌,3对共轭半规管分别对应6对共轭眼外肌,表现为旋转、直线或头倾斜运动时眼球反向运动(表2-1、图2-5)。前庭眼动通路是前庭系统的一条重要的神经通路,主要功能是维持主动或被动运动时视网膜成像的稳定性(图2-6)。这条通路的解剖和生理是认知BPPV的基础。

表2-1 眼外肌及其效应表

眼外肌	效应	拮抗肌(同侧、主要)	配偶肌(对侧)
外直肌	外转	内直肌	内直肌
内直肌	内转	外直肌	外直肌
上直肌	上转、内转、内旋	下直肌	下斜肌
下直肌	下转、内转、外旋	上直肌	上斜肌
上斜肌	内旋、下转、外转	下斜肌	下直肌
下斜肌	外旋、上转、外转	上斜肌	上直肌

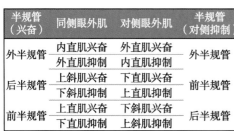

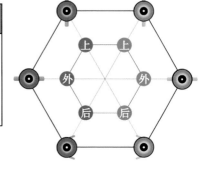

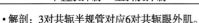

- 解剖:3对共轭半规管对应6对共轭眼外肌。
- Ewald定律:眼球运动所在平面与受刺激半规管平面相同。

图2-5 共轭半规管对应共轭眼外肌

三、BPPV 相关生理机制

1. 耳石和内淋巴比重及其与半规管的空间位置关系 由于耳石比重(2.700g/cm³)远高于内淋巴比重(1.003g/cm³),故耳石总是向重力最低的方向运动。无论是直立位还是平卧位,后半规管均位于重力的最低点,而直立位时前

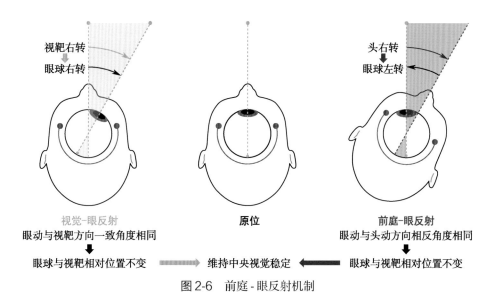

视靶右转
眼球右转

头右转
眼球左转

视觉-眼反射
眼动与视靶方向一致角度相同

原位

前庭-眼反射
眼动与头动方向相反角度相同

眼球与视靶相对位置不变 ····· 维持中央视觉稳定 ◄──── 眼球与视靶相对位置不变

图 2-6 前庭 - 眼反射机制

半规管开口方向向下，因此，脱落的耳石易进入后半规管，其次是外半规管，然而即使耳石进入前半规管，直立位时亦可自动返回椭圆囊，临床症状则随之缓解。鉴于内耳半规管的解剖学结构，以及耳石和内淋巴比重这两项因素使得后半规管 BPPV 多见，而前半规管 BPPV 罕见。

2. Flourens 定律 由 Marie Jean Pierre Flourens 教授（1794—1867 年）在 1842 年提出，即单个半规管毛细胞兴奋时出现的眼震，其眼震旋转平面与兴奋的半规管平面相一致。因此，临床上主要根据所诱发的眼震类型而非变位试验（Dix-Hallpike 试验或滚转试验）判断受累的半规管。

3. Ewald 定律 该定律是根据 J. Richard Ewald 教授（1855—1921 年）1892 年的发现所命名的，系指内淋巴向外半规管的壶腹部运动时可引起外半规管毛细胞兴奋，后者引起的反应大于抑制时引起的反应。其原理是：半规管毛细胞的静息放电频率为 90 次 /s，当毛细胞兴奋时其放电频率可增至 400 次 /s，增加幅度约为 310 次 /s；当毛细胞抑制时其放电频率最低仅能降至零，即抑制幅度最大为 90 次 /s，这一兴奋不饱和现象和抑制饱和现象较好地诠释了 Ewald 定律，不仅适用于外半规管，同样适用于前半规管和后半规管。

4. 耳石移动致内淋巴动力学改变 当游离耳石移动时，可牵拉半规管壶腹嵴毛细胞，其牵拉作用力与耳石所在半规管的横截面积成反比。半规管壶腹部半径为 680μm、管腔半径为 160μm，二者横截面积之比约为 18:1。相同的耳石移动，若在壶腹部对壶腹嵴嵴帽的作用力为 1N，而一旦进入狭窄的半规管管腔则作用力即增至 18N，当耳石返回横截面积更大的椭圆囊时，即使耳石仍然移动亦不会对半规管毛细胞产生任何作用力,这即是手法复位能够缓解眩晕症状的原理。

5. 半规管耦联作用　从解剖学结构上看,一侧内耳的 3 个半规管与另一侧内耳的 3 个半规管形成 3 个相互垂直的耦联平面,其中一侧的后半规管与另一侧的前半规管在同一平面,两侧外半规管也处于同一平面。头部在任意角度的加速度运动中,若引起一侧半规管毛细胞兴奋则必然导致其耦联的对侧半规管毛细胞抑制,这样的兴奋 - 抑制作用方式亦称为"推 - 拉"作用方式。这种"推 - 拉"的方向是一致的,即当一侧半规管毛细胞兴奋时,其所引起的眼动与该侧半规管耦联的对侧半规管毛细胞抑制是一致的,如一侧后半规管毛细胞兴奋引起的眼震与对侧前半规管毛细胞抑制引起的眼震是一致的;反之,一侧后半规管毛细胞抑制引起的眼震与对侧前半规管毛细胞兴奋引起的眼震是一致的。

6. 半规管与眼外肌的耦联关系　仅以半规管毛细胞兴奋时所对应的兴奋性眼外肌作用为例。每个半规管兴奋时均与一对眼外肌形成相对应关系,如一侧后半规管毛细胞兴奋时,同侧上斜肌和对侧下直肌兴奋;一侧外半规管毛细胞兴奋时,同侧内直肌和对侧外直肌兴奋;一侧前半规管毛细胞兴奋时,则同侧上直肌和对侧下斜肌兴奋。由此推测,后半规管毛细胞兴奋可以引起同侧眼球内旋、向下(上斜肌作用),以及对侧眼球向下、外旋(下直肌作用)运动(即眼震慢相),进而脑干中枢纠正这种慢相偏移,使同侧眼球产生外旋、向上,以及使对侧眼球产生向上、内旋的纠正运动(即眼震快相)。Dix-Hallpike 试验所诱发的眼震即为扭转、向上性、向地性眼震,与半规管和眼外肌的耦联关系相符。同理,外半规管毛细胞兴奋时即表现为向兴奋侧的水平眼震,而前半规管毛细胞兴奋则呈现以下跳性为主的眼震;扭转成分常不明显,如果观察到扭转成分,其扭转方向则应为向着毛细胞兴奋侧的前半规管。

7. 中枢速度储存　中枢速度储存指中枢前庭系统(包括小脑小结、前庭内侧核和舌下前置核等)具有保存和延长外周前庭信息(即半规管和耳石器感受到的信息)的能力。动物实验显示,半规管毛细胞被施以一定的偏斜作用力后在其壶腹嵴嵴帽的弹性作用下毛细胞恢复至正中位的时间常数约为 5s,而同时记录到的眼震时间常数为 15s,即当半规管毛细胞恢复至正中位时,放电频率已恢复至基础水平,两侧外周前庭信息一致时仍存在眼震,此时无法用外周前庭系统毛细胞放电频率改变来解释,仅能以中枢速度储存机制解释。在日常生活中,头部水平旋转运动远多于前后翻滚动作,因此,外半规管的中枢速度储存远高于前半规管和后半规管。

(吕　凡)

第三章

发 病 机 制

耳石症的发病机制目前还没有统一的认识,产生了多种假说,其中认可度比较高的是嵴帽结石症学说和管结石症学说。

（一）嵴帽结石症学说

嵴帽结石症（cupulolithiasis）学说由 Schuknecht 在 1969 年经颞骨病理切片观察首先提出,黏附于后半规管壶腹嵴颗粒是移位的耳石,这些颗粒增加了嵴顶的比重,使嵴顶与内淋巴间的比重差发生了变化,对重力及直线加速度的敏感性升高,直立位时后半规管嵴顶呈垂直位,如侧卧于患耳,则后半规管嵴顶成为水平位,因重力作用而偏离壶腹,产生刺激而发生眩晕和眼震。

（二）管结石症学说

Hall（1979）等在解释 BPPV 重复刺激眼震疲劳性时首先提出了管结石症（canalithiasis）的概念。Epley（1980）进一步对其进行解释,认为在后半规管长臂内淋巴中存在一些微细悬浮物,当头位移动至激发位（悬头位）时,后半规管成为垂直方向,壶腹嵴位于上方,微粒受重力作用,向离壶腹的方向牵引内淋巴,引起眩晕及眼震。为了克服嵴顶的弹性及半规管内淋巴的惯性,需经数秒后嵴顶及内淋巴才发生移位,此时间为眼震的潜伏期,眼震的快相朝向位置在下的耳。当微粒移动至半规管较水平的位置时,运动停止,对内淋巴的牵引力也终止,弹性使嵴顶回至中间位,眼震消失,这段时间为眼震的持续期。反复处于激发位可引起微粒的分散,内淋巴压降到低于嵴顶的弹性回缩力,嵴顶不再产生偏移,眼震消失。恢复直立位时,微粒的重力作用与悬头位相反,诱发出反向旋转性眼震。在行后半规管阻塞术时,内淋巴腔中见到有浮游微粒,支持此学说。

（三）两种学说的区别

嵴帽结石症学说和管结石症学说最根本的区别在于耳石沉积是黏附于嵴顶处还是浮游于半规管内。若患者的内淋巴中存在着大量的微粒,则有可能同时发生嵴帽结石症和管结石症,这就能解释某些患者有不典型的眼震及直立时也出现轻微、持续的旋转性眼震。除了管结石症学说外,尚有双侧前庭功能不对称,正常侧与病变侧向中枢传递的神经冲动不对称,亦可导致位置性眩晕。

(张秋颖)

第四章

图解检查方法及眼震特点

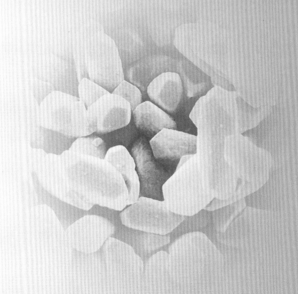

第一节 图解 Dix-Hallpike 检查法及眼震特点

一、以右侧后半规管管结石症为例

检查步骤	患者体位/头位	SCC及耳石位置	责任SCC	耳石移动方向	SCC状态 兴奋眼外肌		眼球慢相运动 眼震	
					右眼	左眼	右眼	左眼
第一步			RPSCC	无				
解说	患者坐位，向右侧转头45°，此时 RPSCC 内的耳石团块应该位于 RPSCC 最低点，即接近壶腹嘴处。耳石静止不动，无眼震。							
第二步			RPSCC	远离壶腹嘴运动				

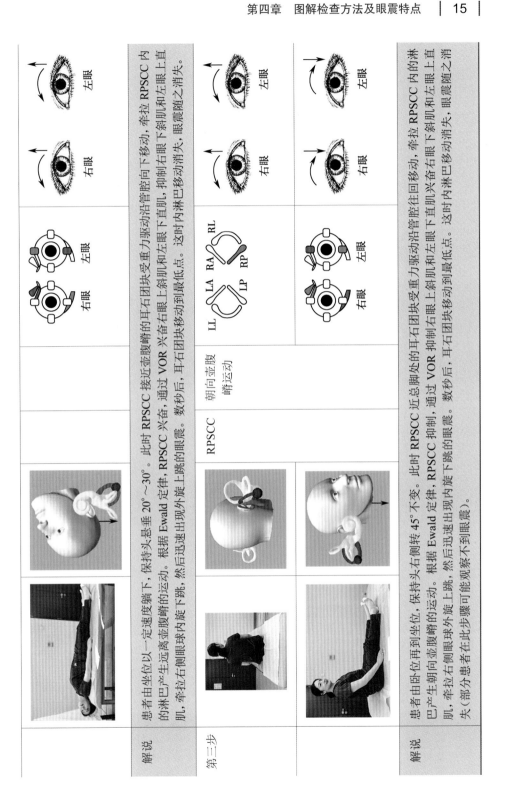

解说		患者由坐位以一定速度躺下，保持头悬垂20°~30°。此时RPSCC接近壶腹嵴的耳石团块受重力驱动沿管腔向下移动，牵拉RPSCC内的淋巴产生远离壶腹嵴的运动。根据Ewald定律，RPSCC兴奋，通过VOR兴奋右眼上斜肌和左眼下直肌，抑制右眼下斜肌和左眼上直肌，牵拉右侧眼球内旋下跳，然后迅速出现外旋上跳的眼震。数秒后，耳石团块内移动到最低点。这时内淋巴移动到最低点，耳石团块移动随之消失，眼震随之消失。
第三步	RPSCC 朝向壶腹嵴运动	
解说		患者由卧位再到坐位，保持头右侧转45°不变。此时RPSCC近总脚处的耳石团块受重力驱动沿管腔往回移动，牵拉RPSCC内的淋巴产生朝向壶腹嵴的运动。根据Ewald定律，RPSCC抑制，通过VOR抑制右眼上斜肌和左眼下直肌，兴奋右眼下斜肌和左眼上直肌，牵拉右侧眼球外旋上跳，然后迅速出现内旋下跳的眼震。数秒后，耳石团块移动到最低点。这时内淋巴移动到最低点，眼震随之消失。（部分患者在此步骤可能观察不到眼震）。

二、以左侧后半规管管结石症为例

检查步骤	患者体位/头位	SCC及耳石位置	责任SCC	耳石移动方向	SCC状态（兴奋眼外肌）	眼球慢相运动（眼震）
第一步			LPSCC	无	LL LA RA RL LP RP（右眼/左眼）	右眼／左眼
解说						
第二步			LPSCC	远离壶腹嵴运动	LL LA RA RL LP RP（右眼/左眼）	右眼／左眼

解说：患者坐位，向左侧转头45°，此时LPSCC内的耳石团块应位于该位于LPSCC最低点，即近壶腹嵴处。耳石静止不动，无眼震。

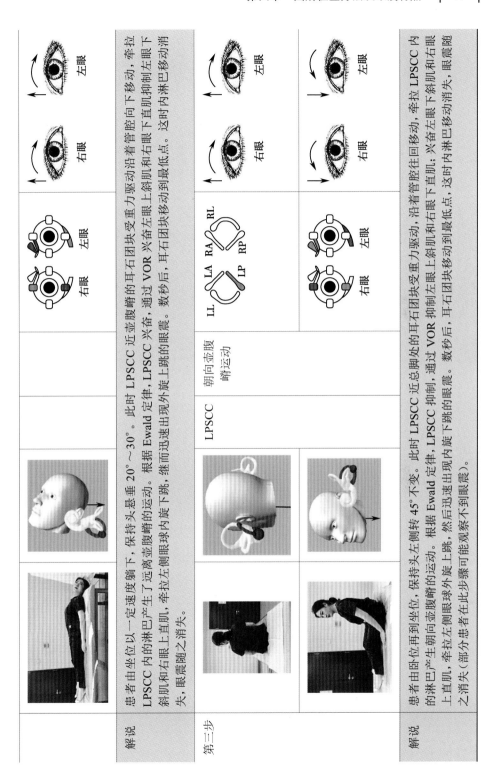

解说		患者由坐位以一定速度躺下，保持头悬垂20°～30°。此时LPSCC近壶腹嵴的耳石团块受重力驱动沿着管腔向下移动，牵拉LPSCC内的淋巴产生了远离壶腹嵴的运动。根据Ewald定律，LPSCC兴奋，通过VOR兴奋左眼上斜肌和右眼下直肌抑制左眼下斜肌和右眼上直肌，继而迅速出现眼球内旋外旋上跳的眼震。数秒后，耳石团块移动到最低点，这时内淋巴团块移动消失，眼震随之消失。	右眼　左眼	右眼　左眼
第三步	LPSCC　朝向壶腹嵴运动		LL LA RA RL LP RP	右眼　左眼
解说		患者由卧位再到坐位，保持头左侧转45°不变。此时LPSCC近总脚处的耳石团块受重力驱动，沿着管腔往回移动，牵拉LPSCC内的淋巴产生朝向壶腹嵴的运动。根据Ewald定律，LPSCC抑制，通过VOR抑制左眼上斜肌和右眼下直肌，兴奋左眼下斜肌和右眼上直肌，然后迅速出现内旋下跳的眼震。数秒后，耳石团块移动到最低点，这时内淋巴团块移动消失，眼震随之消失（部分患者在此步骤可能观察不到眼震）。	右眼　左眼	右眼　左眼

第二节　图解 side-lying 检查法及眼震特点

一、以右侧后半规管管结石症为例

检查步骤	患者体位 头位	SCC及耳石位置	责任 SCC	耳石移动 方向	SCC 状态 兴奋眼外肌		眼球慢相运动 / 眼震	
					右眼	左眼	右眼	左眼
第一步			RPSCC	无				
解说	患者坐于床沿，头向健侧及左侧转 45°，此时 RPSCC 平面处于冠状位，管内的耳石团块应该位于 RPSCC 最低点，也就是接近 RPSCC 壶腹嵴处。耳石静止不动，无眼震。							
第二步			RPSCC	远离壶腹 嵴运动				
解说	患者由坐位以一定速度向右侧卧，保持头悬垂 20～30°。此时 RPSCC 近壶腹嵴的耳石团块受重力驱动，沿管腔向下移动，牵拉向 RPSCC 内的淋巴产生远离壶腹嵴的运动。根据 Ewald 定律，RPSCC 兴奋，通过 VOR 兴奋右眼上斜肌和左眼下直肌，抑制右眼下斜肌和左眼上直肌，牵拉右侧眼球眼内旋外旋上跳，然后迅速向外旋上跳的眼震。数秒后，耳石团块移动到最低点，这时内淋巴移动消失，眼震随之消失。							

二、以左侧后半规管管结石症为例

检查步骤	患者体位/头位	SCC及耳石位置	责任SCC	耳石移动方向	SCC状态（兴奋眼外肌）	眼球慢相运动（眼震）
第一步			LPSCC	无	 右眼 左眼	 右眼 左眼
解说	患者坐于床沿，头向健侧及右侧转45°，此时LPSCC平面处于冠状位，管内的耳石团块应该位于LPSCC最低点，也就是接近LPSCC壶腹壶嘴处。耳石静止不动，无眼震。					
第二步			LPSCC	远离壶腹嘴运动	 右眼 左眼	 右眼 左眼
解说	患者由坐位以一定速度向左侧卧，保持头悬垂20°~30°。此时LPSCC近壶腹嘴的耳石团块受重力驱动，沿管腔向下移动，牵拉LPSCC内的淋巴产生了远离壶腹嘴的运动。LPSCC兴奋，根据Ewald定律，LPSCC兴奋，通过VOR兴奋左眼上斜肌和右眼下直肌，抑制左眼下斜肌和右眼上直肌，牵拉左侧眼球内旋下跳，然后迅速出现外旋上跳的眼震。数秒后，耳石团块移动到最低点，这时内淋巴移动到最低点消失，眼震随之消失。					

第三节 图解滚转试验及眼震特点

一、以右侧外半规管管结石症为例

检查步骤	患者体位/头位	SCC及耳石位置	责任SCC	耳石移动方向	SCC状态（兴奋眼外肌）	眼球慢相运动	眼震
第一步			RLSCC	无	LL LA RA RL / LP RP（右眼、左眼）	右眼、左眼	右眼、左眼
解说 第二步	患者平卧位，头抬高30°，此时RLSCC内的耳石团块应该位于手后臂最低点，即近椭圆囊入口处。耳右静止不动，无眼震。		RLSCC	朝向壶腹嵴运动	LL LA RA RL / LP RP（右眼、左眼）	右眼、左眼	右眼、左眼

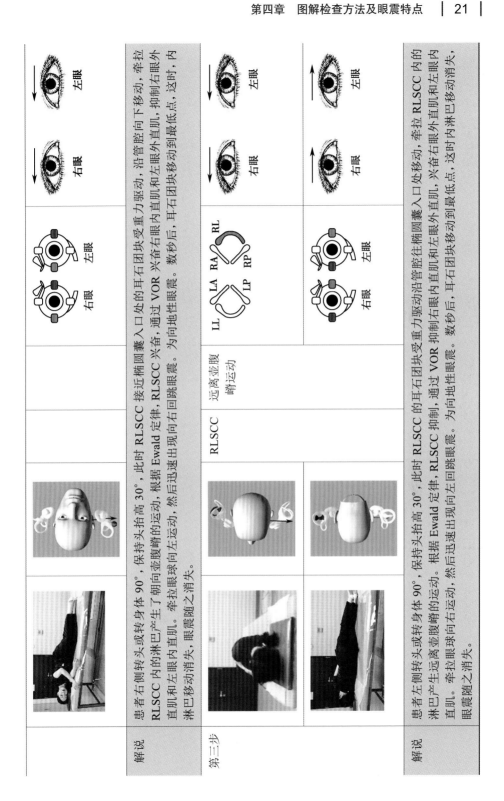

解说		患者右侧转头或转身体 90°，保持头抬高 30°，此时 RLSCC 接近椭圆囊入口处的耳石团块受重力驱动，沿管腔向下移动，牵拉 RLSCC 内的淋巴产生了朝向壶腹嵴的运动，RLSCC 兴奋。根据 Ewald 定律，RLSCC 兴奋右眼内直肌和左眼外直肌，抑制右眼外直肌和左眼内直肌，通过 VOR 兴奋右眼内直肌和左眼外直肌，抑制右眼外直肌和左眼内直肌，耳石团块移动到到最低点，这时，内淋巴移动消失，眼震随之消失。为向地性眼震。数秒后，耳石团块向左运动，然后迅速出现向右回跳眼震。牵拉眼球向左运动，眼震随之消失。
第三步	RLSCC 远离壶腹嵴运动	患者左侧转头或转身体 90°，保持头抬高 30°，此时 RLSCC 的耳石团块受重力驱动沿管腔往椭圆囊入口处移动，牵拉 RLSCC 内的淋巴产生远离壶腹嵴的运动，RLSCC 抑制，通过 VOR 抑制右眼内直肌和左眼外直肌，兴奋右眼外直肌和左眼内直肌，耳石团块移动到到最低点。数秒后，耳石团块移动到到最低点，这时内淋巴移动消失，眼震随之消失。为向地性眼震。数秒后，耳石团块向右运动，然后迅速出现向左回跳眼震。牵拉眼球向右运动，眼震随之消失。
解说		

二、以右侧外半规管嵴帽结石症为例

检查步骤	患者体位/头位	SCC及耳石位置	责任SCC	耳石移动方向	SCC状态 兴奋眼外肌	眼球慢相运动 眼震
第一步			RLSCC	朝向壶腹嵴运动	LL LA RA RL / LP RP	右眼 左眼
解说	患者平卧位，头抬高30°，此时RLSCC内黏附于位于壶腹嵴侧的耳石团块由于重力作用压迫壶腹嵴，使壶腹嵴发生偏移，静纤毛偏向动纤毛，带动淋巴向壶腹嵴运动。根据Ewald定律，RLSCC兴奋，通过VOR兴奋右眼内直肌和左眼外直肌，抑制右眼外直肌和左眼内直肌。牵拉眼球向左运动，然后迅速出现向右回跳眼震。眼震持续，不消失。					
第二步			RLSCC	远离壶腹嵴运动	LL LA RA RL / LP RP 右眼 左眼	右眼 左眼

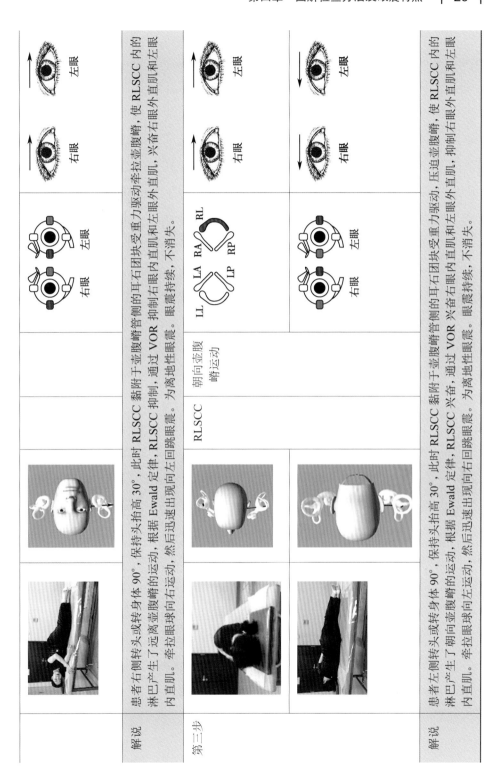

			右眼　左眼	右眼　左眼
解说	患者右侧转头或转身体90°，保持头抬高30°，此时 RLSCC 黏附于壶腹嵴管侧的耳石团块受重力驱动牵拉壶腹嵴，使 RLSCC 内的淋巴产生了远离壶腹嵴的运动，根据 Ewald 定律，RLSCC 抑制，通过 VOR 抑制右眼内直肌和左眼内直肌，兴奋右眼外直肌。为离地性眼震。眼震持续，不消失。牵拉眼球向右运动。然后迅速出现向左回跳眼震。			
第三步		RLSCC　朝向壶腹嵴运动	LL　LA　RA　RL　LP　RP	右眼　左眼
解说	患者左侧转头或转身体90°，保持头抬高30°，此时 RLSCC 黏附于壶腹嵴管侧的耳石团块受重力驱动，压迫壶腹嵴，使 RLSCC 兴奋，根据 Ewald 定律，RLSCC 兴奋，通过 VOR 兴奋右眼内直肌和左眼内直肌，抑制右眼外直肌。为离地性眼震。眼震持续，不消失。牵拉眼球向左运动。然后迅速出现向右回跳眼震。			右眼　左眼

第四节 图解坐卧检查法及眼震特点

一、以右侧外半规管管结石症为例

检查步骤	患者体位/头位	SCC及耳石位置	责任SCC	耳石移动方向	SCC状态（兴奋眼外肌）	眼球慢相运动（眼震）
第一步			RLSCC	无		
解说	患者坐位，头直立，此时耳石团块位于RLSCC后臂最低点，耳石静止不动，无眼震。					
第二步			RLSCC	远离壶腹嵴运动		

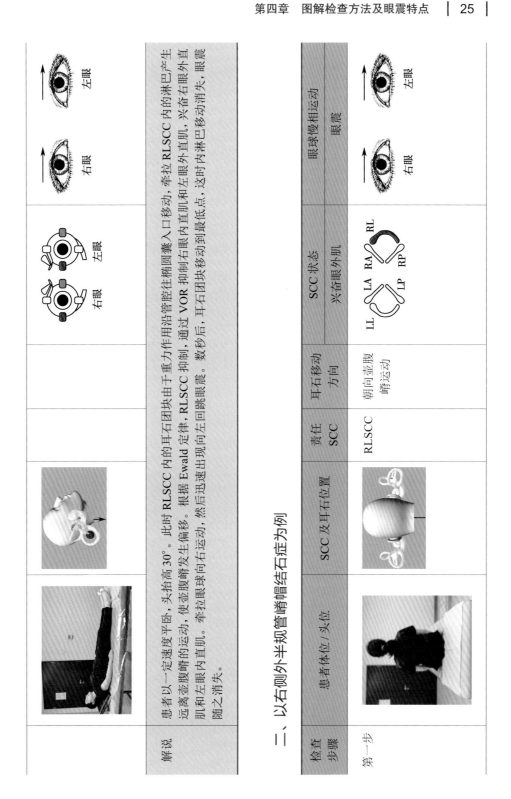

			右眼　左眼	右眼　左眼

解说：患者以一定速度平卧，头抬高30°。此时RLSCC内的耳石团块由于重力作用沿管腔入口移动，牵拉RLSCC内的淋巴产生远离壶腹嵴的运动，使壶腹嵴发生偏移。根据Ewald定律，RLSCC抑制，通过VOR抑制右眼内直肌和左眼外直肌，兴奋右眼外直肌和左眼内直肌。牵拉眼球向右运动，然后迅速出现向左回跳眼震。数秒后，耳石团块移动到最低点，这时内淋巴回移动到最低点，眼震随之消失。

二、以右侧外半规管嵴帽结石症为例

检查步骤	患者体位/头位	SCC及耳石位置	责任SCC	耳石移动方向	SCC状态（兴奋眼外肌）	眼球慢速相运动（眼震）
第一步			RLSCC	朝向壶腹嵴运动	LL LA RA RL LP RP	右眼　左眼

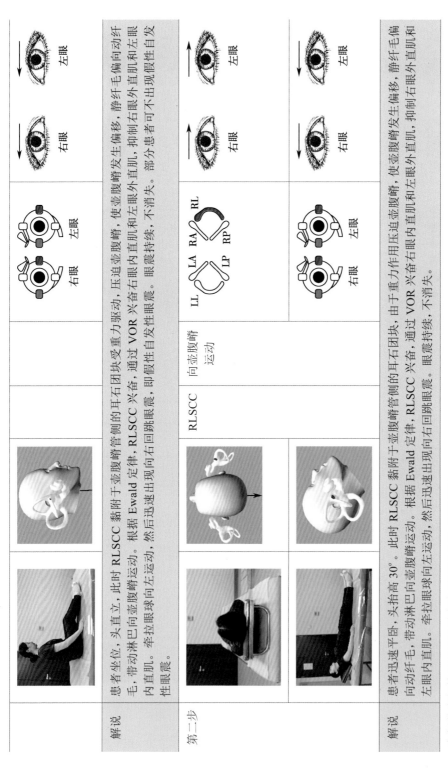

左侧外半规管 BPPV 眼震产生原理同右侧，侧别相反

第五节　图解深悬头检查法及眼震特点

以右侧前半规管结石症为例

检查步骤	患者体位/头位	SCC及耳石位置	责任SCC	耳石移动方向	SCC状态（兴奋眼外肌）	眼球慢相运动（眼震）
第一步			RASCC	无	右眼　左眼	右眼　左眼
解说	患者坐位，头正中位。此时 RASCC 内的耳石团块应该位于 RASCC 最低点，即近 RASCC 壶腹嘴处。耳石静止不动，无眼震。					
第二步			RASCC	远离壶腹嘴	右眼　左眼	右眼　左眼

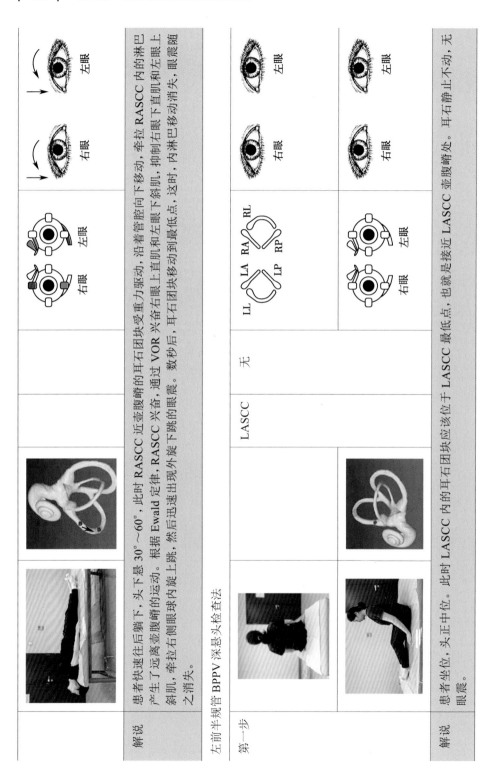

				右眼　左眼

解说　患者快速往后躺下，头下悬30°~60°，此时RASCC近壶腹嵴的耳石团块受重力驱动，沿着管腔向下移动，牵拉RASCC内的淋巴向下移动，牵制右眼上直肌和左眼上斜肌，抑制右眼下斜肌，产生了远离壶腹嵴的运动。根据Ewald定律，RASCC兴奋，通过VOR兴奋右眼上直肌和左眼上斜肌，然后迅速出现外旋上跳的眼震。数秒后，耳石团块移动到最低点，这时，内淋巴移动消失，眼震随之消失。

左前半规管BPPV深悬头检查法

第一步　LASCC　无　右眼　左眼（LL RA LA RL LP RP）

解说　患者坐位，头正中位。此时LASCC内的耳石团块应该位于LASCC最低点，也就是接近LASCC壶腹嵴处。耳石静止不动，无眼震。

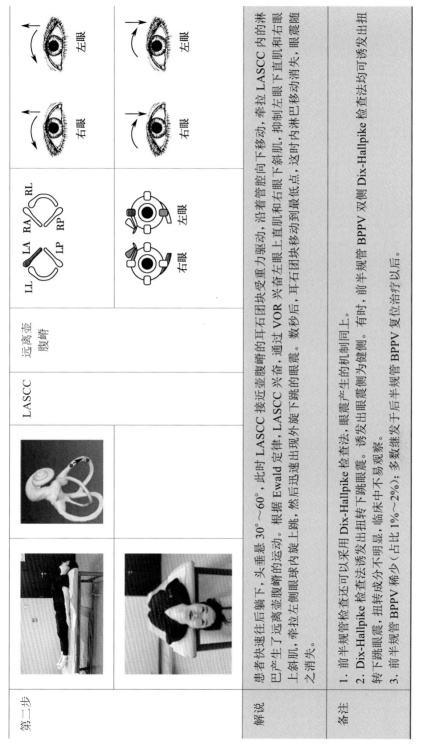

	LASCC	远离壶腹嵴

第二步

解说　患者快速往后躺下，头垂悬30°~60°，此时LASCC接近壶腹嵴的耳石团块受重力驱动，沿着管腔向下移动，牵拉LASCC内的淋巴产生了远离壶腹嵴的运动。根据Ewald定律，LASCC兴奋，通过VOR兴奋左眼上直肌和右眼下斜肌，抑制左眼下直肌和右眼上直肌，耳石团块移动到最低点，这时内淋巴移动消失，眼震随之消失。

备注　1. 前半规管检查还可以采用Dix-Hallpike检查法，眼震产生的机制同上。
2. Dix-Hallpike检查法诱发出扭转下跳眼震。有时，前半规管BPPV双侧Dix-Hallpike检查法均可诱发出扭转下跳眼震，眼震侧为健侧。诱发出扭转下跳眼震，扭转成分不明显，临床中不易观察。
3. 前半规管BPPV稀少（占比1%~2%）；多数继发于后半规管BPPV复位治疗以后。

（彭　好）

耳石症诊断和治疗入门

Handbook of Otolithiasis Diagnosis and Treatment

第五章

图解手法复位及眼震特点

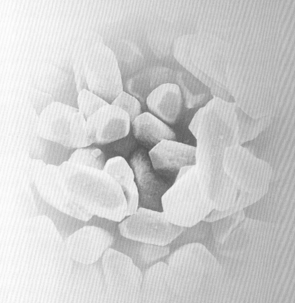

BPPV 的复位手法很多，根据耳石脱落于不同的半规管，采取不同的复位手法。但其共同的目的是让耳石通过重力作用，在半规管总脚或单脚处移动，从而重新回到椭圆囊内。

第一节　图解后半规管 BPPV 的 Epley 手法复位及眼震特点（以右侧为例）

检查步骤	患者体位/头位	SCC及耳石位置	责任SCC	耳石移动方向	SCC状态（兴奋眼外肌）	眼球慢相运动（眼震）
第一步			RPSCC	无	右眼　左眼	右眼　左眼
解说 第二步			RPSCC	远离壶腹嘴运动	右眼　左眼	右眼　左眼

解说：患者坐位，向右侧转头 45°，此时 RPSCC 内的耳石团块应该位于 RPSCC 最低点，也就是接近其壶腹嘴处。耳石静止不动，无眼震。

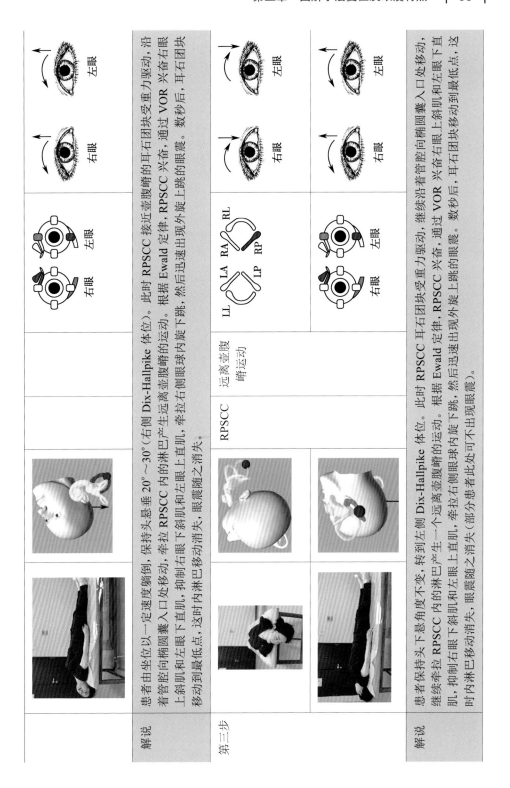

| 解说 | 患者由坐位以一定速度躺倒，保持头悬垂 20°~30°（右侧 Dix-Hallpike 体位）。此时 RPSCC 接近壶腹嵴，耳石团块受重力驱动，沿着管腔向椭圆囊入口处移动，牵拉 RPSCC 的淋巴产生远离壶腹嵴的运动。根据 Ewald 定律，RPSCC 兴奋，通过 VOR 兴奋右眼上斜肌和左眼下直肌，抑制右眼下斜肌和左眼上直肌，牵拉右侧眼球内旋，然后迅速出现眼球内旋上跳，牵拉右眼下斜肌和左眼上直肌，这时内淋巴移动到最低点，这时内淋巴移动消失，眼震随之消失。 |

| 第三步 | RPSCC　远离壶腹嵴运动 |

| 解说 | 患者保持头下悬角度不变，转到左侧 Dix-Hallpike 体位。此时 RPSCC 耳石团块受重力驱动，继续沿着管腔向椭圆囊入口处移动，牵拉 RPSCC 内的淋巴产生一个远离壶腹嵴的运动。根据 Ewald 定律，RPSCC 兴奋，通过 VOR 兴奋右眼上斜肌和左眼下直肌，抑制右眼下斜肌和左眼上直肌，牵拉右侧眼球内旋，然后迅速出现眼球内旋上跳的眼震。数秒后，耳石团块移动到最低点，这时内淋巴移动消失，眼震随之消失（部分患者此处可不出现眼震）。 |

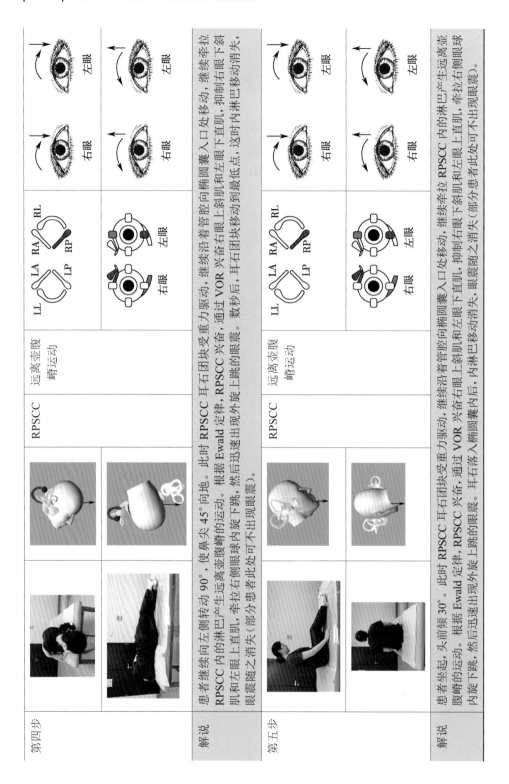

		RPSCC	远离壶腹嵴运动	右眼 / 左眼

第四步

解说： 患者继续向左侧转动90°，使鼻尖45°向地。此时RPSCC耳石团块受重力驱动，继续沿着管腔向椭圆囊入口处移动。RPSCC内的淋巴产生远离壶腹嵴的运动。根据Ewald定律，RPSCC兴奋，通过VOR兴奋右眼上直肌和左眼下斜肌，抑制右眼下直肌和左眼上斜肌，牵拉右侧眼球上旋内旋下跳，数秒后，耳石团块移动到最低点，这时内淋巴移动消失，眼震随之消失（部分患者此处可不出现眼震）。

第五步

解说： 患者坐起，头前倾30°。此时RPSCC耳石团块受重力驱动，继续沿着管腔向椭圆囊入口处移动。RPSCC内的淋巴产生远离壶腹嵴的运动。根据Ewald定律，RPSCC兴奋，通过VOR兴奋右眼上直肌和左眼下斜肌，抑制右眼下直肌和左眼上斜肌，牵拉右侧眼球上旋内旋下跳，然后迅速出现眼震上旋外旋，内淋巴移动消失，眼震随之消失。耳石落入椭圆囊内后，眼震随之消失。

第二节　图解后半规管 BPPV 的 Semont 手法复位及眼震特点（以右侧为例）

检查步骤	患者体位/头位	责任SCC	耳石移动方向	SCC状态 兴奋眼外肌	眼球慢相运动 眼震
第一步		RPSCC	无		
解说	患者坐于床沿，头向健侧即左侧转 45°，此时 RPSCC 平面处于冠状位，管内的耳石团应该位于 RPSCC 最低点，也就是接近其壶腹嵴处。耳石静止不动，无眼震。				
第二步		RPSCC	远离壶腹嵴运动		
解说	患者由坐位迅速向右侧卧，保持头悬垂 20°～30°，鼻孔与水平面成 45° 角向上。此时 RPSCC 接近壶腹嵴的耳石团块受重力驱动，沿着管腔向下移动，牵拉 RPSCC 内的淋巴产生远离壶腹嵴的运动。根据 Ewald 定律，RPSCC 兴奋，通过 VOR 兴备右眼上斜肌和左眼下直肌，抑制右眼下斜肌和左眼上直肌，牵拉右侧眼球内旋、上跳，右侧眼球出现外旋、上跳的眼震。数秒后，耳石团块移动到最低点，这时内淋巴移动消失，眼震随之消失。				

第三步		RPSCC	远离壶腹嘴运动	LL LA RA RL LP RP　左眼　右眼	右眼（图）　左眼（图） 右眼（图）　左眼（图）
解说	保持头和躯干关系不变，使头颈和躯干于在一条直线上，迅速向对侧卧即左侧卧，继续牵拉 RPSCC 内的淋巴产生远离壶腹嘴的运动。此时 RPSCC 耳石团块受重力驱动，继续沿着管腔向椭圆囊入口处移动。根据 Ewald 定律，RPSCC 兴奋，通过 VOR 兴奋右眼上斜肌和左眼下直肌，抑制右眼下斜肌和左眼上直肌，牵拉右侧眼球内旋上跳，然后迅速出现眼球内旋下跳，耳石团块移动到最低点，这时内淋巴移动消失，眼震随之消失。				
第四步		RPSCC	远离壶腹嘴运动	LL LA RA RL LP RP　左眼　右眼	右眼（图）　左眼（图） 右眼（图）　左眼（图）
解说	患者坐起，此时 RPSCC 耳石团块受重力驱动，继续沿着管腔向椭圆囊入口处移动，继续牵拉 RPSCC 内的淋巴处生远离壶腹嘴的运动。根据 Ewald 定律，RPSCC 兴奋，通过 VOR 兴奋右眼上斜肌和左眼下直肌，抑制右眼下斜肌和左眼上直肌，牵拉右侧眼球内旋下跳，然后迅速出现眼球内旋上跳的眼震。耳石落入椭圆囊内后，内淋巴移动消失，眼震随之消失。				

此复位方法要求患者在治疗时 180° 快速变换体位。由于老年人及活动受限的患者在配合上有一定难度，不易操作，故临床中较少应用，疗效有待进一步评估。

第三节　图解后半规管 BPPV 的 Epley 手法复位及眼震特点（以左侧为例）

检查步骤	患者体位/头位	SCC及耳石位置	责任SCC	耳石移动方向	SCC状态（兴奋眼外肌）	眼球慢相运动 / 眼震
第一步			LPSCC	无	LL LA RA RL LP RP（右眼 左眼）	右眼 左眼
第二步			LPSCC	远离壶腹嘴运动	LL LA RA RL LP RP	右眼 左眼

解说：患者坐位，向左侧转头 45°，此时 LPSCC 内的耳石团块应该位于 LPSCC 最低点，也就是接近其壶腹嘴处。耳石静止不动，无眼震。

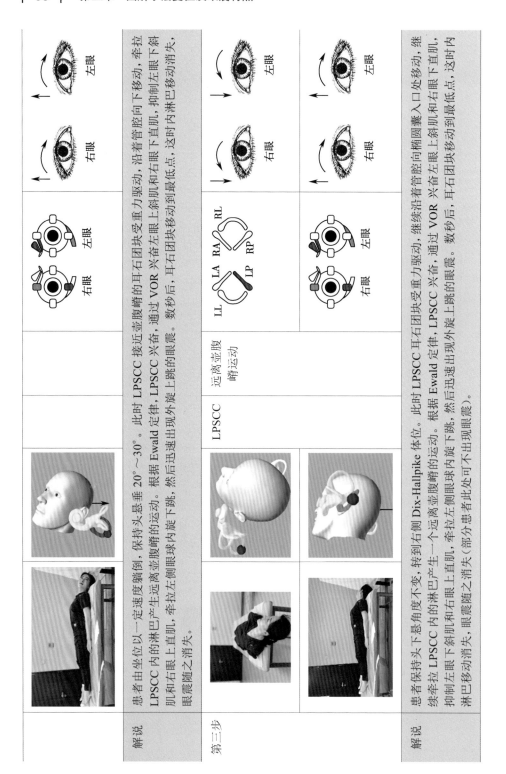

				右眼　左眼	右眼　左眼
解说			患者由坐位以一定速度躺倒，保持头悬垂 20°～30°。此时 LPSCC 接近壶腹嵴的耳石团块受重力驱动，沿着管腔向下移动，牵拉 LPSCC 内的淋巴产生远离壶腹嵴的运动。根据 Ewald 定律，LPSCC 兴奋，通过 VOR 兴奋左眼上斜肌和右眼下斜肌、抑制左眼下直肌和右眼上直肌，牵拉左侧眼球内旋下跳，然后迅速出现眼球内旋上跳的眼震。数秒后，耳石团块移动到最低点，这时内淋巴移动消失，眼震随之消失。	右眼　左眼	右眼　左眼
第三步	LPSCC	远离壶腹嵴运动			
解说			患者保持头下悬角度不变，转到右侧 Dix-Hallpike 体位。此时 LPSCC 耳石团块受重力驱动，继续沿着管腔向椭圆囊入口处移动，继续牵拉 LPSCC 内的淋巴产生一个远离壶腹嵴的运动。根据 Ewald 定律，LPSCC 兴奋，通过 VOR 兴奋左眼上斜肌和右眼下斜肌、抑制左眼下斜肌和右眼上直肌，牵拉左侧眼球内旋下跳，然后迅速出现眼球外旋上跳的眼震。数秒后，耳石团块移动到最低点，这时内淋巴移动消失，眼震随之消失（部分患者此处可不出现眼震）。		

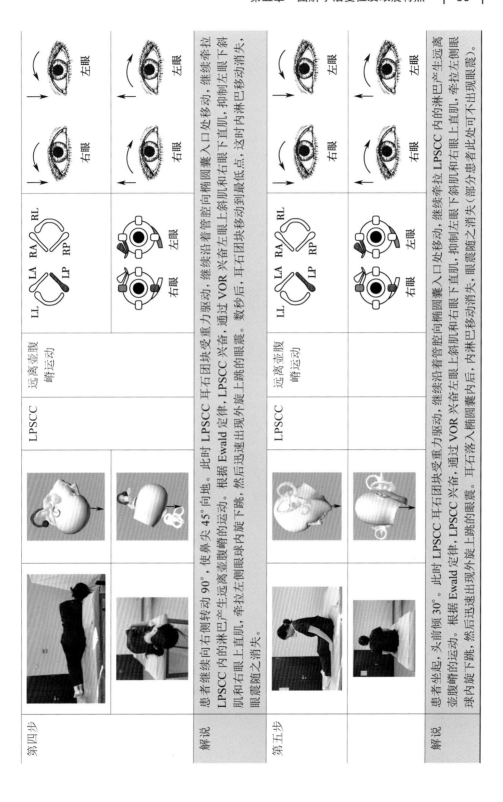

第四步

解说　患者继续向右侧转动 90°，使鼻尖 45° 向地。此时 LPSCC 耳石团块受重力驱动，继续沿着管腔向椭圆囊入口处移动，LPSCC 内的淋巴产生远离壶腹嵴的运动。根据 Ewald 定律，LPSCC 兴奋，通过 VOR 兴备，抑制左眼上斜肌和右眼下直肌，牵拉左眼上直肌和右眼下斜肌，然后迅速出现眼球内旋外旋向下跳。数秒后，耳石团块移动到最低点，这时内淋巴移动消失，眼震随之消失。

（LPSCC　远离壶腹嵴运动　LA RA RL LL LP RP　右眼　左眼）

第五步

解说　患者坐起，头前倾 30°。此时 LPSCC 耳石团块受重力驱动，继续沿着管腔向椭圆囊入口处移动，继续牵拉 LPSCC 内的淋巴产生远离壶腹嵴的运动。根据 Ewald 定律，LPSCC 兴奋，通过 VOR 兴备，抑制左眼上斜肌和右眼下直肌，抑制左眼下直肌和右眼上斜肌，牵拉左眼下斜肌和右眼上直肌，然后迅速出现眼球内旋向下跳，内淋巴移动消失，眼震随之消失。耳石洛入椭圆囊内后，内淋巴移动消失，眼震随之消失（部分患者此可不出现眼震）。

（LPSCC　远离壶腹嵴运动　LA RA RL LL LP RP　右眼　左眼）

第四节 图解后半规管 BPPV 的 Semont 手法复位及眼震特点（以左侧为例）

检查步骤	患者体位／头位	SCC及耳石位置	责任SCC	耳石移动方向	SCC状态 兴奋眼外肌	眼球慢相运动 眼震
第一步			LPSCC	无	右眼 左眼	右眼 左眼
解说	患者坐于床沿，头向健侧即右侧转45°，此时LPSCC平面处于冠状位，管内的耳石团块应位于LPSCC最低点，也就是具备接近其壶腹嘴处。耳石静止不动，无眼震。					
第二步			LPSCC	远离壶腹嘴运动	右眼 左眼	右眼 左眼
解说	患者由坐位迅速向左侧卧，保持头悬垂20°~30°，鼻孔与水平面成45°角向上。此时LPSCC接近壶腹嘴的耳石团块受重力驱动，沿着管腔向下移动，牵拉LPSCC内的淋巴产生远离壶腹嘴的运动。根据Ewald定律，LPSCC兴奋，通过VOR兴备左眼上斜肌和右眼下直肌，抑制左眼下斜肌和右眼上直肌，牵拉左侧眼球内旋外旋上跳的眼震。数秒后，耳石团块移动到最低点，这时内淋巴移动消失，眼震随之消失。					

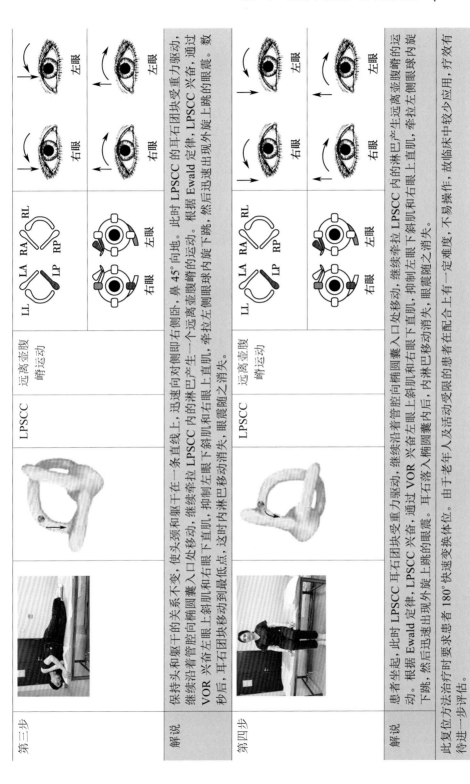

		LPSCC	远离壶腹嵴运动		
第三步					右眼 左眼
解说	保持头和躯干的关系不变，使头颈和躯干在一条直线上，迅速向对侧即右侧卧，鼻45°向地。此时LPSCC的耳石团块受重力驱动，继续沿着管腔向椭圆囊入口处移动，继续牵拉LPSCC内的淋巴产生一个远离壶腹嵴的运动。根据Ewald定律，LPSCC兴奋，通过VOR兴奋左眼上斜肌和右眼下直肌，抑制左眼下斜肌和右眼上直肌，牵拉左侧眼球内旋后，然后迅速出现眼球内旋外旋上跳的眼震。数秒后，耳石团块上移动到最低点，这时内淋巴移动到最低点。眼震随之消失。				
第四步					右眼 左眼
解说	患者坐起，此时LPSCC耳石团块受重力驱动，继续沿着管腔向椭圆囊入口处移动，继续沿着管腔向椭圆囊入口处移动，继续牵拉LPSCC内的淋巴产生远离壶腹嵴的运动。根据Ewald定律，LPSCC兴奋，通过VOR兴奋左眼上斜肌和右眼下直肌，抑制左眼下斜肌和右眼上直肌，继续牵拉LPSCC内的淋巴产生远离壶腹嵴的运动，牵拉左侧眼球内旋，抑制左眼下直肌，牵拉左侧眼球上直肌，然后迅速出现眼球内旋上跳的眼震。耳石落入椭圆囊内后，内淋巴移动消失，眼震随之消失。				

此复位方法治疗时要求患者180°快速变换体位。由于老年人及活动受限的患者在配合上有一定难度，不易操作，故临床中较少应用，疗效有待进一步评估。

第五节 图解外半规管管石症的 360° 翻滚手法复位及眼震特点（以右侧为例）

检查步骤	患者体位/头位	SCC 及耳石位置	责任SCC	耳石移动方向	SCC 状态（兴奋眼外肌）	眼球慢相运动	眼震
第一步			RLSCC	朝向壶腹嵴运动		右眼　左眼	右眼　左眼
解说	患者直接患侧卧位即右侧卧位，此时 RLSCC 接近椭圆囊入口处的耳石团块受重力驱动，沿着管腔向下移动，牵拉 RLSCC 内的淋巴产生朝向壶腹嵴的运动。根据 Ewald 定律，RLSCC 兴奋，通过 VOR 兴奋右眼内直肌和左眼外直肌，抑制右眼外直肌和左眼内直肌，牵拉眼球向左运动，为向右回跳眼震，为向地性眼震。然后迅速出现向左迅速运动向右回跳眼震，耳石团块受移动到最低点，数秒后，耳石团块移动到最低点，这时内淋巴移动消失，眼震随之消失						
第二步			RLSCC	远离壶腹嵴运动		右眼　左眼	

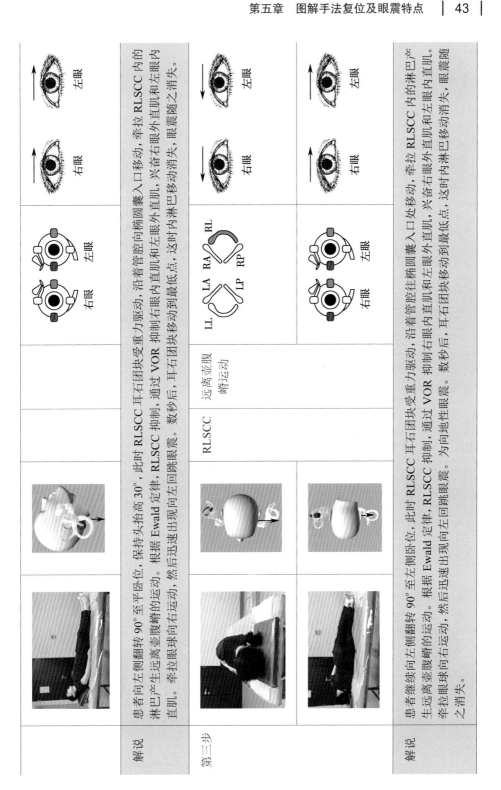

解说	患者向左侧翻转 90° 至平卧位，保持头抬高 30°，此时 RLSCC 耳石团块受重力驱动，沿着管腔向椭圆囊入口移动，牵拉 RLSCC 内的淋巴产生远离壶腹嵴的运动。根据 Ewald 定律，RLSCC 抑制，通过 VOR 抑制右眼内直肌和左眼外直肌，兴奋右眼外直肌和左眼内直肌。数秒后，耳石团块移动到最低点，这时内淋巴移动到最低点，然后迅速出现向左回跳眼震。牵拉眼球向右运动，眼震随之消失。

右眼　左眼

第三步

RLSCC　远离壶腹嵴运动

LL　LA　RA　RL　LP　RP

右眼　左眼

右眼　左眼

解说	患者继续向左侧卧位，此时 RLSCC 耳石团块受重力驱动，沿着管腔往椭圆囊入口处移动，牵拉 RLSCC 内的淋巴内移动，兴奋右眼内直肌和左眼外直肌，通过 VOR 抑制右眼外直肌和左眼内直肌。为向地性眼震。数秒后，耳石团块移动到最低点，这时内淋巴移动消失，眼震随之消失。

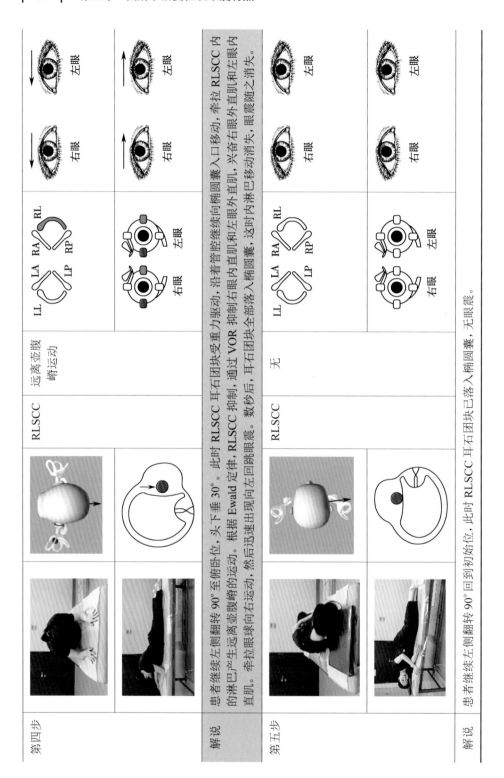

		RLSCC		
第四步		RLSCC	远离壶腹嵴运动	右眼　左眼
解说	患者继续左侧翻转90°至俯卧位，头下垂30°。此时RLSCC耳石团块受重力驱动，沿着管腔继续向椭圆囊入口移动，牵拉RLSCC内的淋巴产生远离壶腹嵴的运动。根据Ewald定律，RLSCC抑制，通过VOR抑制右眼内直肌和左眼外直肌，兴奋右眼外直肌和左眼内直肌。牵拉眼球向右运动，然后迅速出现向左回跳眼震。数秒后，耳石团块全部落入椭圆囊，这时内淋巴移动消失，眼震随之消失。			
第五步		RLSCC	无	右眼　左眼
解说	患者继续左侧翻转90°回到初始位，此时RLSCC耳石团块已落入椭圆囊，无眼震。			

第六节　图解外半规管管石症的 Gufoni/Appiani/Casani 手法复位及眼震特点（以右侧为例）

检查步骤	患者体位/头位	责任SCC	耳石移动方向	SCC状态（兴奋眼外肌）		眼球慢相运动（眼震）	
第一步		RLSCC	朝向壶腹嵴运动	右眼	左眼	右眼	左眼
解说	患者坐于床沿，头稍右偏，此时处于 RLSCC 后臂内的耳石团块受重力驱动，沿着管腔向下移动，牵拉 RLSCC 内的淋巴产生朝向壶腹的运动。根据 Ewald 定律，RLSCC 兴奋，通过 VOR 兴奋右眼内直肌和左眼外直肌，抑制右眼外直肌和左眼内直肌。数秒后，耳石团块向右运动，然后迅速出现向右跳眼震。						
第二步		RLSCC	远离壶腹嵴运动	右眼	左眼	右眼	左眼
解说	牵拉 RLSCC 内眼外直肌和左眼内直肌，抑制右眼内直肌和左眼外直肌，耳石团块移动到 LSCC 拐角最低点，这时内淋巴回移动消失，眼震随之消失。						

解说	患者向健侧即左侧卧，此时 RLSCC 耳石团块受重力驱动，沿着管腔向稍圆囊入口处移动，牵拉 RLSCC 内的淋巴产生远离壶腹嵴腹的运动。根据 Ewald 定律，RLSCC 抑制，通过 VOR 抑制右眼内直肌和左眼外直肌，兴奋右眼外直肌和左眼内直肌，耳石团块移动到最低点，数秒后，眼震随之消失。然后迅速出现向左回跳眼震。

第三步	RLSCC 远离壶腹嵴运动		LL LA RA RL LP RP 右眼 左眼	右眼 左眼 右眼 左眼

解说	患者头快速向地转动 45°。此时 RLSCC 耳石团块受重力驱动，沿着管腔继续向椭圆囊入口移动，牵拉 RLSCC 内的淋巴产生远离壶腹嵴，兴奋右眼内直肌和左眼外直肌，通过 VOR 抑制右眼外直肌和左眼内直肌。根据 Ewald 定律，RLSCC 抑制。数秒后，耳石团块全部落入椭圆囊，这时内淋巴移动消失，眼震随之消失。

第四步	右外 无		LL LA RA RL LP RP 右眼 左眼	右眼 左眼 右眼 左眼

解说	患者侧坐起，此时 RLSCC 耳石团块已落入椭圆囊，无眼震。

第七节 图解外半规管嵴帽结石症的 Gufoni/Appiani/Casani 手法复位及眼震特点（以右侧为例）

检查步骤	患者体位/头位	SCC及耳石位置	责任SCC	耳石移动方向	SCC状态（兴奋眼外肌）		眼球慢相运动	眼震
第一步			RLSCC	朝向壶腹嵴运动	右眼 左眼		右眼 左眼	右眼 左眼
解说	患者坐于床床沿、头直位，此时 RLSCC 黏附于壶腹嵴侧的耳石团块受重力驱动，压迫壶腹嵴，使壶腹嵴发生偏移，静纤毛偏向动纤毛。带动淋巴向壶腹嵴运动。根据 Ewald 定律，RLSCC 兴奋，通过 VOR 兴奋右眼内直肌和左眼外直肌，抑制右眼外直肌和左眼内直肌。牵拉眼球向左运动，然后迅速出现向右回跳眼震，即假性自发性眼震。眼震持续、不消失。							
第二步			RLSCC	远离壶腹嵴运动	右眼 左眼		右眼 左眼	右眼 左眼

| 解说 | 患者向患侧即右侧卧，此时 RLSCC 壶腹嵴管侧耳石团块受重力驱动，牵拉壶腹嵴，使 RLSCC 内的淋巴产生远离壶腹嵴的运动。根据 Ewald 定律，RLSCC 抑制，通过 VOR 抑制右眼内直肌和左眼外直肌。牵拉眼球向右运动，然后迅速出现向左回跳眼震。保持该体位 2min。 |

第三步

RLSCC	耳石脱落	远离壶腹嵴运动	LL LA RA RL LP RP（右眼 / 左眼）	右眼 / 左眼
	耳石未脱落	向壶腹嵴运动		

| 解说 | 患者头快速向天转动 45°，反复晃动数次。此时分为两种情况：
1 若壶嘴帽耳石脱落，RLSCC 耳石团块受重力驱动，沿着管腔继续向椭圆囊入口移动，牵拉 RLSCC 内的淋巴产生远离壶腹嵴的运动。根据 Ewald 定律，RLSCC 抑制，通过 VOR 抑制右眼内直肌和左眼外直肌，兴奋右眼外直肌和左眼内直肌。然后迅速出现向左回跳眼震。
2 若壶嘴帽耳石没有脱落，仍黏附于 RLSCC 壶腹嵴管侧，由于重力作用，压迫壶腹嵴，使壶腹嵴发生偏移，静纤毛偏向动纤毛，带动淋巴向壶腹嵴管侧。根据 Ewald 定律，RLSCC 兴奋，通过 VOR 兴奋右眼内直肌和左眼外直肌，抑制右眼外直肌和左眼内直肌。牵拉眼球向左运动，然后迅速出现向右回跳眼震。眼震持续，不消失。 |

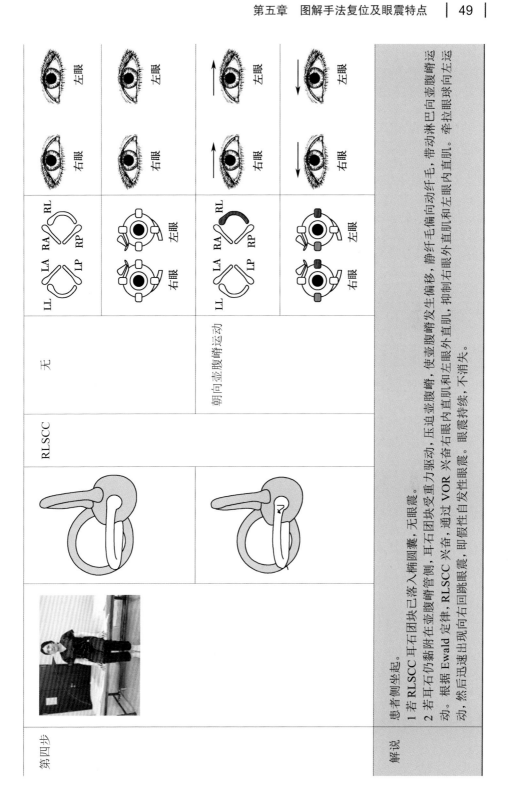

第四步		RLSCC	无	右眼 左眼
			朝向壶腹嵴运动	右眼 左眼

解说
患者侧坐起。
1 若 RLSCC 耳石团块已落入椭圆囊，无眼震。
2 若耳石仍黏附在壶腹嵴管侧，压迫壶腹嵴，使壶腹嵴发生偏移，静纤毛偏向动纤毛，带动淋巴向壶腹嵴向左运动。根据 Ewald 定律，RLSCC 兴奋，通过 VOR 兴奋右眼内直肌和左眼外直肌，抑制右眼外直肌和左眼内直肌，牵拉眼球向左运动。然后迅速出现向右回跳眼震，即假性自发性眼震。眼震持续，不消失。

第八节 图解前半规管 BPPV 的 Yacovino 手法复位及眼震特点（不分左右）

检查步骤	患者体位/头位	SCC 及耳石位置	责任 SCC	耳石移动方向	SCC 状态（兴奋眼外肌）	眼球慢相运动（眼震）
第一步			RASCC	无	右眼 / 左眼	右眼 / 左眼
			LASCC		右眼 / 左眼	右眼 / 左眼
解说	患者坐位，头正中位。此时 RASCC/LASCC 内的耳石团块应该位于 RASCC/LASCC 最低点，也就是接近 RASCC/LASCC 壶腹嘴处。耳石静止不动，无眼震。					
第二步			RASCC	远离壶腹嘴	右眼 / 左眼	右眼 / 左眼

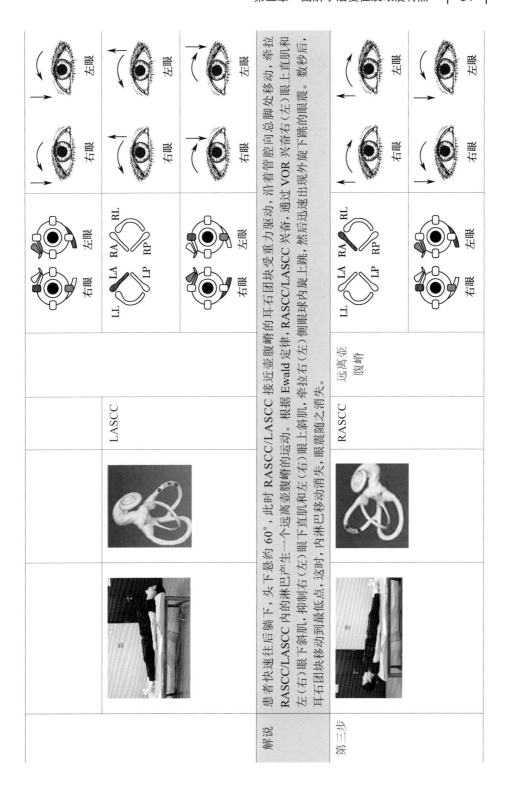

解说：患者快速往后躺下，头下悬约 60°，此时 RASCC/LASCC 接近壶腹嵴产生一个远离壶腹嵴的淋巴的运动。根据 Ewald 定律，RASCC/LASCC 兴奋，RASCC/LASCC 接近壶腹嵴的耳石团块受重力驱动，沿着管腔向总脚处移动，牵拉右（左）眼上直肌和左（右）眼下斜肌，抑制右（左）眼下直肌，抑制右（左）眼上斜肌，耳石团块移动到最低点，这时，内淋巴移动消失，眼震随之消失。通过 VOR 兴奋右（左）侧眼球内旋外旋下跳的眼震。数秒后，迅速出现外旋下跳的眼震。

LASCC／远离壶腹嵴

RASCC／远离壶腹嵴

右眼　左眼　LL　LA　RA　RL　LP　RP

第三步

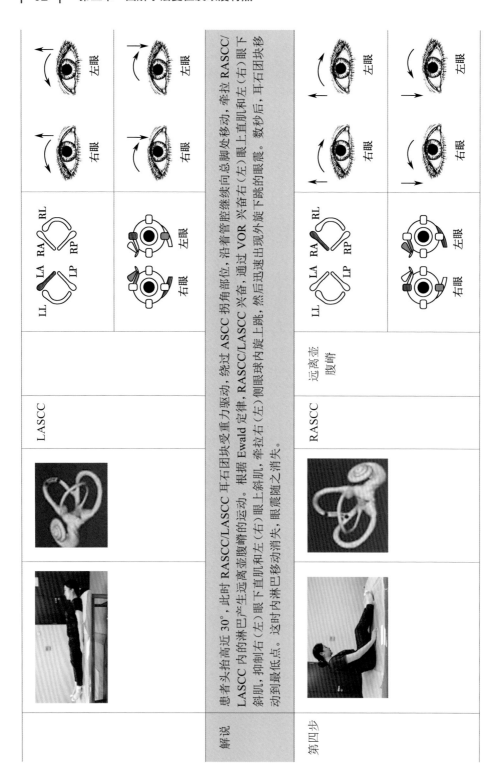

解说：患者头抬高近30°，此时RASCC/LASCC耳石团块受重力驱动，绕过ASCC拐角部位，沿着管腔继续向总脚处移动，牵拉RASCC/LASCC远离壶腹嵴产生的运动。根据Ewald定律，RASCC/LASCC兴奋，通过VOR兴奋右（左）眼上直肌和左（右）眼下斜肌，抑制右（左）眼下直肌和左（右）眼上斜肌，牵拉右（左）侧眼球内旋上跳，然后迅速出现外旋下跳的眼震。数秒后，耳石团块移动到最低点。这时内淋巴移动消失，眼震随之消失。

第四步　RASCC　远离壶腹嵴

LASCC

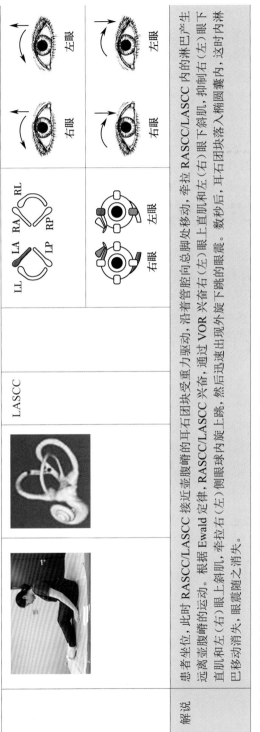

		LASCC	右眼 左眼	右眼 左眼

解说　患者坐位，此时 RASCC/LASCC 接近壶腹嵴的耳石团块受重力驱动，沿着管腔向总脚处移动，牵拉 RASCC/LASCC 内的淋巴产生远离壶腹嵴的运动。根据 Ewald 定律，RASCC/LASCC 兴奋，通过 VOR 兴奋右（左）眼上直肌和左（右）眼下斜肌，抑制右（左）眼下直肌和左（右）眼上斜肌，牵拉右（左）侧眼球内旋上跳，然后迅速出现外旋下跳的眼震。数秒后，耳石团块落入椭圆囊内，这时内淋巴团移动消失、眼震随之消失。

此复位方法要求患者头悬垂 60°。所以需要注意患者颈椎情况，避免颈椎损伤。

（高　波）

第六章

诊　断

第一节　诊　断　标　准

BPPV 是临床最常见的外周前庭疾病，随着对疾病的认识深入，各项相关研究不断增多，其诊断依据和标准也在不断变化和完善。

BPPV 完整的诊断应包括受累的半规管和具体的病理生理类型，只有明确这两点，才能对后面的治疗做出正确的指导。目前公认的 BPPV 病理生理类型包括管结石症和嵴帽结石症，可以借助特征性的眼震加以鉴别。理论上，迷路的 3 个半规管都可能会受到管结石或嵴帽结石的影响，再加上多半规管受累，增加了 BPPV 诊断的复杂性。3 组半规管中，后半规管受累最为多见，外半规管其次，而前半规管很少见。

一、诊断要点

BPPV 最典型的症状是头位在发生与重力方向变化时诱发眩晕，同时可以观察到特征性眼震，这也是 BPPV 诊断最重要的两点。

1. 眩晕症状　在诊断标准中，患者的眩晕病史非常重要。各类指南、共识都强调了有"相对于重力方向改变头位后出现反复发作的、短暂的眩晕或头晕"，这种眩晕多为旋转性，由翻身、起床、卧倒或是抬头、低头等日常动作诱发。而在临床中有些患者是由于头部位置改变而引起的眩晕，如颈性眩晕、血管性眩晕，这些动作并未发生在重力方向的变化，并不能包括在 BPPV 的诊断内，需要注意鉴别。BPPV 诱发的眩晕时间很短，通常不超过 1min。临床中需要注意的是患者很多时候可能高估了单次发作的持续时间以及发作后偶尔持续几分钟或数小时的轻微残余头晕症状。然而，典型的眩晕持续时间一般不应超过 1min；持续时间较长的单次发作应视为非典型性发作，并应考虑其他诊断或副诊断。

2. 特征性眼震　这是 BPPV 诊断标准的另一个重要内容，眼震的方向对明确受累半规管至关重要。通常情况下，BPPV 的特征性眼震总是出现在当头在

受累半规管平面上变化时,有以下特点:

(1)符合相应半规管兴奋或抑制的表现。

(2)有或无潜伏期。管结石症中,眼震一般发生于头位变化后的数秒或数十秒,而嵴帽结石症则可以没有潜伏期。

(3)管结石症的眼震一般持续数十秒,很少超过 1min。

(4)眼震的强度:管结石症的眼震出现后强度会迅速增加,然后缓慢下降,而嵴帽结石症的眼震强度在约 30s 内缓慢地增强并持续数分钟,随后逐渐减弱。

(5)疲劳性:BPPV 眼震的疲劳性多出现在后半规管 BPPV,多次诱发眼震后,眼震可以明显减弱甚至消失。

二、各类型诊断标准

诊断	诊断标准
后半规管管结石症	1. 发生于相对于重力方向改变头位后出现反复发作的、短暂的眩晕或头晕。 2. 发作持续时间<1min。 3. Dix-Hallpike 检查法在短暂的潜伏期后诱发出特征性位置性眼震。眼震表现为患耳在下时出现带扭转成分的垂直上跳性眼震,其中垂直成分向上,扭转成分向下。眼震通常持续<1min。 4. 排除其他疾病,如梅尼埃病、前庭神经炎、前庭性偏头痛、前庭阵发症、中枢性位置性眩晕、后循环缺血、精神心理性眩晕等。
外半规管管结石症[1]	1. 发生于相对于重力方向改变头位后出现反复发作的、短暂的眩晕或头晕。 2. 发作持续时间<1min。 3. 滚转试验,在短暂的潜伏期或无潜伏期后诱发位置性眼震,眼震方向为水平向,可略带扭转成分。持续时间<1min。 4. 排除其他疾病,如梅尼埃病、前庭神经炎、前庭性偏头痛、前庭阵发症、中枢性位置性眩晕、后循环缺血、精神心理性眩晕等。
外半规管嵴帽结石症	1. 发生于相对于重力方向改变头位后出现反复发作的、短暂的眩晕或头晕。 2. 滚转试验,在短暂的潜伏期或无潜伏期后诱发位置性眼震,眼震方向为水平离地向,可略带扭转成分,且诱发的眼震不可变化。持续时间 > 1min,且与体位维持时间一致。 3. 排除其他疾病,如梅尼埃病、前庭神经炎、前庭性偏头痛、前庭阵发症、中枢性位置性眩晕、后循环缺血、精神心理性眩晕等。
前半规管管结石症	1. 发生于相对于重力方向改变头位后出现反复发作的、短暂的眩晕或头晕。 2. 发作持续时间<1min。 3. Dix-Hallpike 检查法在短暂的潜伏期后诱发出特征性位置性眼震。眼震表现为患耳在下时出现带扭转成分的垂直下跳性眼震,其中垂直成分向下,扭转成分向患侧。眼震通常持续<1min。 4. 排除其他疾病,如梅尼埃病、前庭神经炎、前庭性偏头痛、前庭阵发症、中枢性位置性眩晕、后循环缺血、精神心理性眩晕等。

续表

诊断	诊断标准
后半规管嵴帽结石症	1．发生于相对重力方向改变头位后出现的反复发作的、短暂的眩晕或头晕。 2．半 Dix-Hallpike 检查法，在仰卧位头前倾 30° 并转向患侧 45° 时，在短暂的潜伏期后或立即诱发出特征性位置性眼震。眼震表现为患耳在下时出现带扭转成分的垂直上跳性眼震，其中垂直成分向上，扭转成分向患侧。眼震通常持续>1min。 3．排除其他疾病，如梅尼埃病、前庭神经炎、前庭性偏头痛、前庭阵发症、中枢性位置性眩晕、后循环缺血、精神心理性眩晕等。
多半规管受累的 BPPV	1．发生于相对重力方向改变头位后出现的反复发作的、短暂的眩晕或头晕。 2．发作持续时间 <1min。 3．Dix-Hallpike 检查法及滚转试验均可诱发出特征性位置性眼震。眼震表现与各半规管结石症眼震符合。 4．排除其他疾病，如梅尼埃病、前庭神经炎、前庭性偏头痛、前庭阵发症、中枢性位置性眩晕、后循环缺血、精神心理性眩晕等。
疑似 BPPV[2]	1．发生于相对重力方向改变头位后出现的反复发作的、短暂的眩晕或头晕。 2．发作持续时间 <1min。 3．位置试验不能诱发眼震及眩晕。 4．排除其他疾病，如梅尼埃病、前庭神经炎、前庭性偏头痛、前庭阵发症、中枢性位置性眩晕、后循环缺血、精神心理性眩晕等。

注：[1] 外半规管管结石症诱发的特征性眼震可分为两种：若滚转试验向双侧都可诱发出水平向地性眼震，则管石位于外半规管后臂；若眼震方向为水平离地性，且可转变为水平向地性眼震，则管石位于外半规管前臂。外半规管嵴帽结石症的侧别确定同样重要。在滚转试验中，当头转向健耳时，离地向眼震的强度更强。

[2] 尽管疑似 BPPV 患者的位置试验无法诱发出特征性眼震和眩晕，但是有"发生与相对于重力方向改变头位后出现反复发作的、短暂的眩晕或头晕"病史可以支持 BPPV 的诊断。这种情况可能是检查时处于疾病的间歇期或是已自愈，也可能是疲劳性所致，可以择期复查确定诊断。

（杨　弋）

第二节　诊　断　思　路

一、总体思路

BPPV 的诊断包括 3 层——典型症状、位置试验诱发出特征性眼震、排除其他疾病。

其中典型症状主要是指头位相对于重力线发生位移后诱发出短暂的眼震和眩晕的感觉。这个描述只是 BPPV 发作时的核心症状，并不是全部。全面了解 BPPV 的症状，还包括其他相关因素。比如，首先本病为发作性前庭综合征，会反复发作。其次，本病的典型表现是眩晕，而不是头晕，或者姿势症状。但是要注意，患者的主观症状和客观检查不一定一致，很多患者位置试验诱发出特征性眼震，可是患者并没有视物旋转的感觉。所以临床实践中我们不能因为患者描述的主要症状是头晕或者姿势不稳，而不是眩晕，就排除 BPPV。再次，BPPV 多数是体位改变后诱发出眩晕，所以也称位置性眩晕。

诱发体位：常见的体位改变包括由平躺坐起，由坐起躺下，平躺左右翻身，低头，仰头。而坐位或者站立时左右转头、由坐位站起等体位改变并不是 BPPV 常见的诱发动作。这里诱发出眼震还有一层含义就是耳石症每一个发作周期的起点都是从体位改变诱发眼震开始。绝大多数 BPPV 都是晚上起夜或者早晨起床的时候诱发。如果一位眩晕患者晨起不晕，白天走路或者站立时突发眩晕，笔者一般不首先考虑诊断为 BPPV。

那么为什么 BPPV 多数都是晨起或者半夜起床的时候诱发呢？其中同样蕴含着一个道理。我们知道 BPPV 的发病机制是因为内耳椭圆囊耳石膜上的耳石碎片大量脱落，进入相应的半规管，漂浮在半规管内淋巴中或者粘连在嵴帽上，当体位改变时，由于耳石碎片受重力驱动，在半规管管中移动，活塞效应引起相应半规管内的内淋巴产生移动，或者直接牵拉嵴帽发生偏转，诱发出眼震。但是耳石碎片脱落进入相应半规管仅仅是 BPPV 发病的前提条件，还有一个很重要的条件就是，这些脱落的进入半规管的耳石碎片必须聚集到一起，形成一个相对较大的团块，才能在它移动的同时产生活塞效应。这就要求耳石碎片进入半规管之后，有一个相对较长时间的沉淀。这时候脱落的碎片会聚集到一起，由于每个碎片表面或多或少带有一些耳石膜的胶质成分，逐渐黏在一起，形成一个较大的团块。睡眠恰恰提供了"最佳的"沉积机会，骨科手术后长期卧床制动也同样是这样，这也就是为什么院内发作的 BPPV 最常见的是在骨科手术之后。

BPPV 患者在进行位置试验时有疲劳现象，就是因为反复刺激，导致耳石团块分解。同样笔者在临床上发现经常做家务的人不容易患 BPPV，因为经常活动的情况下即便有耳石脱落，也不容易聚集到一起形成团块，更容易溶解吸收，也就不会引起相应症状。BPPV 还有一个特点就是症状为阵发性的，而不是持续性的。BPPV 由于体位改变诱发出眩晕，下次体位改变时再次诱发症状。所以很多患者晨起诱发出眩晕，一旦坐起后，很快就不晕，白天坐立均不晕，等到晚上睡觉躺下时再次出现眩晕。这种情况持续时间可长可短，短则数小时，长则数月。最后，BPPV 每次诱发出的眩晕持续时间很短，大多数视物旋转持续数秒到数十秒，绝大多数不超过 1min。这是因为体位改变后形成的重力落差驱动耳石团块向低位移动，一般经过数秒或者数十秒后，移动到最低点后移动停止，对嵴帽的刺激随之消失。少部分嵴帽结石症患者眼震持续时间会超过1min，但是患者多数会自行寻找不晕的体位，不会让眩晕持续存在。

前文对 BPPV 的症状进行了详细描述。那么这些特点哪些在临床上对我们诊断和鉴别诊断价值相对较大呢？有的医师认为是位置性眩晕——凡是体位改变诱发出的眩晕绝大多数是 BPPV。笔者认为这个说法不够准确。很多疾病体位改变会诱发出眩晕或者原有的眩晕加重，比如梅尼埃病、前庭神经炎、前庭阵发症、前庭性偏头痛、中枢性位置性眩晕等。另外，即便是典型的 BPPV，患者可能因为知道相应体位改变会诱发出症状，所以会刻意避免这些动作，因此即使患者没有位置性眩晕，也不能完全排除 BPPV。

有学者认为 BPPV 的特征是眩晕持续时间短暂，但这一点在临床上恰恰是最容易混淆的。有美国学者统计，大多数眩晕患者对自己症状的描述不准确，其中就包括眩晕持续时间。临床上当我们询问患者眩晕持续时间时，患者经常描述的与后续位置试验的结果不吻合。比如一位患者一起床、一翻身就天旋地转，所以一上午都不敢动，尽管他每次眩晕就持续数秒，但是当你询问他眩晕持续时间的时候，他很大可能会告诉你眩晕持续一上午。所以临床上我们如果怀疑患者是 BPPV，特别是患者有 BPPV 病史，这个时候如果患者描述的眩晕持续时间超过预期，建议仔细询问，比如进一步明确视物旋转的持续时间。不动的时候是否真的存在视物旋转。很多患者会回答："我晕得不敢睁眼，不知道不动的时候转不转。"因此，眩晕的持续时间并非可靠参数。笔者的长期临床实践认为，一个眩晕患者如果反复发作，且每次发作都在晨起或者半夜起床时，其诊断为 BPPV 可能性较大，尽管患者可能描述的症状不是眩晕，并且持续时间很长。因为患者很难准确描述是否为眩晕或头晕，以及眩晕持续时间这些主观症状，但会准确描述每次眩晕诱发的时间。

关于症状诊断还有一个问题就是能否根据症状，初步判断是外半规管 BPPV 还是前/后半规管 BPPV，是管结石症还是嵴帽结石症，以及侧别。因为前/后半规管 BPPV 多数起卧和向一侧翻身会诱发出眩晕，哪一侧诱发出眩晕，哪一侧就有可能是患侧（前半规管 BPPV 除外，但前半规管 BPPV 罕见）；而外半规管 BPPV 主要是翻身诱发出眩晕但是左右均可诱发眩晕。管结石症一般持续时间短，嵴帽结石症眼震持续时间长。这个经验多数情况下是对的，但是原则上我们还是以位置试验结果为准。因为即便排除了患者主观描述不准确，其实还有很多问题，比如很多前半规管 BPPV 双侧均可诱发出眼震，多数外半规管 BPPV 患者进行 Dix-Hallpike 检查也可以诱发出眼震，只不过眼震以水平为主。

二、后半规管 BPPV 的诊断思路

后半规管 BPPV 的诊断依据主要是：Dix-Hallpike 检查诱发出扭转上跳性的眼震，扭转方向指向患侧。绝大多数眼震持续时间 <1min，有数秒潜伏期，为管结石症。眼震持续 >1min 且缺乏潜伏期者罕见，考虑是后半规管嵴帽结石症。

（一）Dix-Hallpike 检查和滚转试验的注意事项

典型的后半规管 BPPV，在 Dix-Hallpike 检查诱发出眼震，但是也有罕见患者 Dix-Hallpike 检查阴性，反而在滚转试验诱发出眼震。一般这个时候多数向一侧转头或者翻身诱发出眼震，向另一侧转头或者翻身没有眼震。而且有别于外半规管 BPPV 的水平性眼震，后半规管管结石症在滚转试验诱发的眼震是扭转上跳性的。考虑可能的原因是开始检查的时候耳石黏附在后半规管管壁上，通常情况下，我们在进行位置试验时，先进行 Dix-Hallpike 检查，再进行滚转试验。所以有可能在做 Dix-Hallpike 检查的时候因为耳石黏附在管壁上，未诱发出眼震，因为 Dix-Hallpike 检查的刺激，耳石从管壁上松动脱落，漂浮在管腔里。进一步进行滚转试验刺激耳石移动，诱发出眼震。滚转试验先让患者躺平，然后向一侧翻身，与"先向一侧转头，然后躺下"的动作对后半规管 BPPV 的刺激原理基本相似，但因为并非最佳刺激平面，所以大部分后半规管 BPPV 患者在滚转试验时，未诱发出眼震。临床上如果出现这种情况，很多检查者会判断该患者无后半规管 BPPV，或诊断为外半规管 BPPV，甚至不考虑 BPPV 的诊断。诊断 BPPV 时，不能机械地根据 Dix-Hallpike 检查阳性就判断其为前半规管 BPPV（多数责任半规管是后半规管，极少数是前半规管），滚转试验阳性就是外半规管 BPPV。临床上有第 1～2 次 Dix-Hallpike 检查没有诱发，第 3 次 Dix-Hallpike 检查诱发，所以多次 Dix-Hallpike 检查是必需的。

原则上如果患者症状符合 BPPV 的初步诊断，笔者在进行位置试验时，尽可能 Dix-Hallpike 检查和滚转试验两者都完成，同时试验的先后顺序值得商榷。如果患者描述向一侧翻身、起卧及低头仰头诱发出短暂眩晕，考虑后半规管 BPPV 可能性大，而且诱发出眩晕的侧别可能是患侧。这个时候有的检查者会直接让患者向患侧转头，进行 Dix-Hallpike 检查，若诱发出眼震，随即开始复位治疗。但如果这样做，可能无法区分是后半规管 BPPV 合并外半规管 BPPV，还是后半规管 BPPV 在治疗过程中耳石团块发生移位变成外半规管 BPPV。笔者认为在这种情况下，可以先做滚转试验，因为后半规管 BPPV 患者绝大多数滚转试验阴性，如果滚转试验诱发出水平向眼震，随后 Dix-Hallpike 检查阳性，

我们诊断为后半规管合并外半规管 BPPV；如果滚转试验阴性，基本排除外半规管 BPPV，之后继续做 Dix-Hallpike 检查，而且先从推测的健侧开始，绝大多数后半规管 BPPV 患者的健侧不能诱发出眼震，因为此时患者已知检查步骤，而且检查并没有诱发出眩晕，引起患者的恐惧，所以患者可以准确配合检查。如果健侧诱发出眼震，考虑可能存在双侧后半规管 BPPV 或者健侧假性 BPPV。

Dix-Hallpike 检查阳性者并非都患后半规管 BPPV。根据 Ewald 定律，典型的后半规管 BPPV 患者向患侧转头躺下的时候会诱发带扭转成分的上跳性眼震，扭转方向（眼球上级快向）指向患侧。患者随后坐起时诱发出下跳性眼震，向健侧扭转。

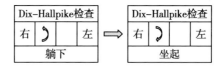

但是临床上大多数患者坐起时尽管有头晕的感觉，很难发现下跳性眼震，我们不能因为坐起没有出现下跳性反向扭转眼震就排除后半规管 BPPV。

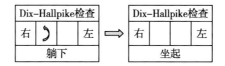

另外如果患者出现的眼震是扭转上跳性，但是扭转方向指向对侧，这个并不符合典型的后半规管 BPPV 的眼震特征，不能确诊。

如果出现下跳性眼震，要考虑对侧前半规管 BPPV 或者中枢性疾病，如果出现水平向眼震，特别是 Dix-Hallpike 检查双侧均有发出水平向为主的眼震，双侧扭转方向相反，我们一定要参考后续滚转试验结果，这种情况大多数是外半规管 BPPV 而不是后半规管 BPPV。外半规管 BPPV 大多数在 Dix-Hallpike 检查双侧可以诱发出水平向为主的眼震。

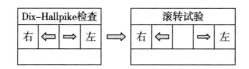

双侧后半规管 BPPV 罕见，诊断一定要慎重。

后半规管管结石症多数有数秒的潜伏期，极少数患者眼震潜伏期可能长达数十秒，所以我们在进行 Dix-Hallpike 检查的时候，观察眼震时间尽量长一些。后半规管管结石症眼震持续时间非常短暂，绝大多数持续数秒到十余秒，仔细观察眼震由强逐渐变弱。而后半规管嵴帽结石症罕见，理论上眼震同管结石症，均为扭转上跳性眼震，但是缺乏潜伏期，眼震持续时间长，如果保持头位不变，眼震持续，强度没有明显衰减。

诊断后半规管 BPPV 除了 Dix-Hallpike 检查，还可以选择 side-lying 检查，特别是如果患者年纪较大或有颈椎问题，side-lying 检查是一个不错的选择。这两个检查阳性率应该没有明显差异。但 Dix-Hallpike 检查需要患者平躺头后仰 30°，很多老年人无法配合完成，而 side-lying 检查不需要头后仰，对患者颈椎没有明显的刺激，适合无法完成 Dix-Hallpike 检查的患者。

后半规管管结石症的侧别判断比较简单。若 Dix-Hallpike 检查左侧诱发出眼震，则一般左侧为患侧，右侧诱发出眼震则右侧为患侧。

（二）速度和角度的讨论

规范操作 Dix-Hallpike 检查的关键是角度的控制而不是速度的控制，初学者容易在这一点的认识上犯错误。Dix-Hallpike 检查的原理是体位改变后对耳石团块产生重力落差，耳石团块在重力驱动下在半规管管腔内向下方移动，诱发出相应的眼震，而不是靠快速的头动来甩动耳石团块。有人担心速度过慢可能会导致耳石团块粘连在管壁上不移动，如果耳石真的粘在管壁上，也不会因为快速头动脱离管壁，反复刺激几次更容易驱动耳石团块离开管壁。真正影响阳性率的是角度，如果转头不到 45° 或者超过 45°，责任半规管并不处于最佳刺激平面，导致重力驱动力减弱，会出现假阴性，甚至出现假阳性，比如有时候我们发现患者双侧均诱发出眼震，大多数考虑转头角度不准。向健侧转头时，原本患侧后半规管处于冠状位，没有刺激，因为转头角度不准，仍然对患侧后半规管产生影响，在健侧诱发出较弱的扭转上跳性眼震，这种情况我们诊断健侧假性后半规管 BPPV，而不是双侧后半规管 BPPV。悬头角度不够也容易出现假阴性。

（三）检查者检查姿势

Dix-Hallpike 检查的操作目前主要有两种方法，一种是医师或者技术员站立在患者侧前方，双手抱住患者头部，患者的双手可以抱住操作者的双臂，将患者头部向一侧转动，然后嘱患者迅速躺下，保持头悬垂 30°，观察患者是否有眼震。另一种方法是医师或者技术员站在患者的正后方，两只手从患者后面抱住患者头部，嘱患者向一侧转头，然后迅速躺下，保持头悬垂 30°，观察患者是否有眼震。这两种具体操作方法均可以，具体选哪一种操作可以根据个人习惯。第一种操作最大的优势在于操作者一直位于患者正面，因此观察的眼震是正的，而第二种操作观察到的眼震是反的。笔者习惯第二种操作。

如果我们帮助盲人前行，最好站在盲人前方，用棍子或者直接牵着盲人的手前进，这样盲人会感觉比较安全；反之，如果在后方或者侧方扶着盲人前行，盲人会有不安全的感觉。因为你走在前方，盲人会觉得你走过了，前边就不会有危险，反之你走在后边或者侧边，盲人会觉得前方可能存在潜在危险。同理，如果我们让患者快速躺下，患者对身后的情况缺乏预知和了解，会担心身体或者头部、颈椎有受伤的危险，若此时我们站在患者身后，用双手保护着患者的头部和颈椎，患者可能会觉得比较安全，检查的配合会较顺利，如果站在患者前面，患者躺下可能会有对后面的恐惧感，这个时候最好让患者双手抱着操作者的双臂，减轻患者的恐惧感，同时要注意保护患者的颈椎，不要用蛮力。

另外，如果操作者站在患者侧前方，当患者头悬垂时，操作者的姿势很别扭，如果向站立侧转头，操作者需要深弯腰观察患者眼震方向，同时手上还要承受患者头部的部分重量，时间久则操作者腰部可能会出现酸痛；如果向对侧转头，操作者需要横跨整个患者躯干深弯腰才能观察患者的眼震，对操作者的腰部考验更大。而如果操作者站在患者身后，当患者躺下时，操作者可以坐在预先放置的椅子上，将患者的头部放在操作者的腿部，操作者可以相对从容地观察患者的眼震。

更重要的是，位置试验我们观察的重点是眼震，如果我们采用的方法是在患者侧前方，用双手抱住患者的头部，那么整个操作过程中，双手基本无法离开患者头部，这个时候如果患者出现强烈的眼震，可能因为恐惧而下意识地选择闭眼，我们却只能口头告知患者必须睁眼，但患者可能等到眼震消失后才敢睁眼，进而导致整个检查结果无效。如果操作者位于患者身后，眼震出现时，操作者至少有一只手可以脱离患者的头部，此刻若患者因为强烈的眼震，而下意识地闭眼，我们可以用空闲手的两个手指，分别将患者的上下眼睑撑开，保证可以及时观察眼震。以上这些是在没有眼震视图眼罩的情况下，操作者徒手操作时可能出现的问题，如果有机器辅助，情况可能较好。

（四）Dix-Hallpike 检查阴性的解决办法

Dix-Hallpike 检查阴性不能排除后半规管 BPPV，要排除耳石黏附在管壁，或者 BPPV 已经自愈。这个时候病史及随后必要的随访就非常重要。如果患者回去后第二天再次出现症状，复查发现典型的眼震，要考虑之前的假阴性是因为耳石黏附在管壁上。如果患者回去后，短期内不再出现位置性眩晕，考虑之前的检查阴性是因为患者来检查之前已经自愈了。基于此原因，一般在询问病史的时候要注意，尽管患者的症状很典型，特别对于有明确的 BPPV 诊疗史的患者,我们也应该追问患者昨天晚上睡觉或者今天早晨起床的时候有没有症状。如果患者描述今天晨起没有明显的视物旋转的感觉,有可能已经自愈,所以后续的检查结果有可能为阴性。

关于后半规管BPPV的认识还有一种类型——后半规管接近总脚管结石症(图6-1)。

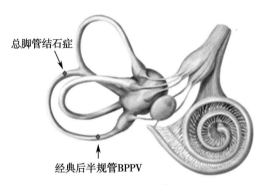

总脚管结石症

经典后半规管BPPV

图6-1 后半规管接近总脚管结石症示意图

理论上,耳石团块可能会因为复位等原因移动到接近总脚的地方而不是正常情况下位于接近壶腹嵴的管腔里,这时候在进行 Dix-Hallpike 检查时,可能诱发出下跳性眼震,眼震的扭转方向可能指向健侧。而一般出现这种眼震,我们往往诊断为对侧前半规管 BPPV,这也就是很多学者不承认前半规管 BPPV 的原因。鉴别可以通过以下方法进行:

1. 方法一 假设耳石团块位于后半规管接近总脚处,则在进行 Dix-Hallpike 检查时耳石团块受重力作用从总脚离开进入后半规管管腔,坐起时耳石团块会继续移动,直到接近壶腹嵴处的最低点。所以,重复 Dix-Hallpike 检查时,应该出现典型后半规管管结石症的扭转上跳性眼震,如果出现的还是下跳性眼震,则诊断为对侧前半规管 BPPV 可能性大。

2. 方法二 通过试验性治疗效果反推诊断。如试验性选择 Yacovino 手法复位进行治疗,由于这一治疗方法原则上对前半规管 BPPV 有效,而对后半规管 BPPV 无效。如果治疗后复查发现眼震消失,可认为前半规管 BPPV 的诊断成立。如果治疗无效,应考虑后半规管接近总脚管结石症的可能性。也可以试验性选择 Semont 手法复位对疑似后半规管 BPPV 患者治疗。由于该方法原则上对前半规管 BPPV 无效,所以如果患者经治疗眼震消失,应考虑后半规管接近总脚管结石症,如果经过治疗眼震不消失,考虑前半规管 BPPV 的可能性大。目前后半规管接近总脚管结石症的概念还是一种假说。

三、外半规管 BPPV 的诊断思路

外半规管 BPPV 的诊断要点除了典型症状外，还有特征性位置试验结果。后者主要指滚转试验诱发出变向性眼震（向地性或者离地性）。

（一）典型症状

外半规管 BPPV 的症状与后半规管 BPPV 略有不同，外半规管 BPPV 平躺向两侧翻身均会诱发眩晕，大多一侧更明显，另一侧相对较弱。起卧低头仰头也可能会诱发眩晕，因此，一般外半规管 BPPV 的临床症状较重，对患者的生活影响更大。

（二）特征性位置试验结果

外半规管 BPPV 的定性诊断主要依靠位置试验，金标准为滚转试验。但是要注意的是外半规管 BPPV 多数也可在 Dix-Hallpike 检查时诱发出眼震，眼震特点类似于滚转试验。在做滚转试验的时候要求患者头抬高 30°，这样双侧外半规管位于最佳刺激平面上。向两侧转头的角度和速度尽量保持一致，如果患者年纪较大或者有颈椎疾病，可以让患者左右翻身，避免过度刺激颈椎。另外注意，不能因为左右翻身一次没有诱发出眼震就结束检查，滚转试验往往需要多重复几次才能诱发出典型的眼震。还有的情况向一侧没有眼震，向另一侧出现水平向眼震，这种情况更需要反复多做几次。

1. 根据滚转试验诱发的眼震特点可对外半规管 BPPV 进行分型

（1）水平向地性眼震：若双侧滚转试验均可诱发水平向地性眼震（可略带扭转成分），眼震由强变弱直至消失，持续时间 <1min，多数有数秒潜伏期，则可判定为漂浮于外半规管后臂内的管结石症，这种类型最常见；如果出现持续向地性眼震，要考虑轻嵴帽可能，需要进一步做眼震消失平面等其他检查。

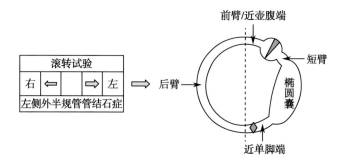

（2）水平离地性眼震：双侧滚转试验均可诱发水平离地性眼震（可略带扭转成分），若经转换手法或能自发转变为水平向地性眼震，持续时间 <1min，则可判定为漂浮于外半规管前臂的管结石症。

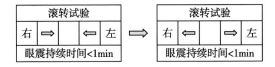

若诱发的水平离地性眼震不可转换,持续时间≥1min,且与体位维持时间一致,则可诊断为外半规管嵴帽结石症。外半规管嵴帽结石症多数缺乏潜伏期。

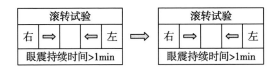

2. 外半规管 BPPV 的侧别判定

(1)滚转试验中水平向地性眼震诱发眼震强度大、持续时间长的一侧为患侧。在仪器辅助的情况下,眼震强度的强弱判断相对容易。如果没有仪器仅靠肉眼观察,就非常考验操作者的经验。如果实在肉眼无法判断强弱,特别是眼震强度比较弱的情况下,只能依靠患者的主观感觉。所以有时候外半规管 BPPV 的侧别判断可能会出现错误。

(2)水平离地性眼震中诱发眼震强度小的一侧为患侧。但是由于双侧离地性眼震呈持续性,眼震持续时间无法作为判断侧别的重要参数。如果肉眼观察无法确定,而患者也无法明确哪侧眼震强度会更大的时候,判断患侧变得比较困难,这时可选择假性自发性眼震、眼震消失平面、低头 - 仰头试验、坐位 - 仰卧位试验等加以辅助判断。临床上常用坐位 - 仰卧位试验和眼震消失平面检查。

1)坐位 - 仰卧位试验的应用:一般来说,如果滚转试验诱发出变向性眼震(向地或者离地),可以嘱患者由坐位变为仰卧位;如果患者之前是向地性眼震,此时一般不会诱发出眼震;如果出现,可能会出现水平向眼震,快向指向健侧;如果之前是离地性眼震,此时多数会诱发出水平向眼震,眼震快向指向患侧。所以可以通过坐位 - 仰卧位试验来辅助外半规管嵴帽结石症判断侧别。

2)眼震消失平面检查:也可以通过其来辅助外半规管嵴帽结石症判断侧别。如果之前的滚转试验诱发出的是离地性眼震,坐位 - 仰卧位试验诱发出指向一侧的眼震,这时可以让患者头向这一侧缓慢转动,此时会发现眼震强度逐渐减弱,当转动角度达到20°~30°时,眼震可能会完全消失,继续转动,眼震再次出现。眼震消失时的角度被称为眼震消失平面。出现眼震消失平面的一侧为患侧。当患者的头向健侧转动,一般不会出现眼震消失平面。

少数外半规管 BPPV 患者在 Dix-Hallpike 检查时诱发出双侧以水平向为主的眼震,容易被误诊成双侧后半规管 BPPV,这一点要引起重视。

四、前半规管 BPPV 的诊断思路

前半规管 BPPV 的诊断充满挑战。首先,前半规管 BPPV 临床上罕见(据文献报道,其占 BPPV 发病率的 1%~2%)。即便是有,有可能也是源于后半规管 BPPV 的治疗过程中耳石移行进入前半规管。因为即使耳石碎片进入前半规管,当患者坐起的时候,耳石会在重力作用下自动回到椭圆囊,除非耳石掉进前半规管的前脚。因此,目前对于是否存在原发的前半规管 BPPV 仍然存在一定争议。还有一种观点认为,前半规管 BPPV 不存在,位置试验诱发出下跳性眼震,并不是耳石进入前半规管,耳石位于后半规管接近总脚的地方,这样当患者由坐位躺下,耳石会在重力驱动下,向着壶腹嵴移动,产生一个抑制性刺激,诱发出下跳性眼震。更重要的是任何时候出现下跳性眼震,都不能除外中枢性疾病。所以临床上诊断前半规管 BPPV 一定要慎重。临床上,如果病史符合 BPPV,位置试验诱发出下跳性眼震,可以先按照前半规管 BPPV 进行复位治疗。如果复位即刻成功则认为前半规管 BPPV 可能性大;如果反复复位无效,即使没有中枢症状和体征,也建议进行影像学检查,排除中枢性疾病。

诊断前半规管 BPPV 除了定性诊断,还有定侧诊断。与后半规管 BPPV 相比较,前半规管 BPPV 的定侧诊断相对复杂。

(1)根据解剖及生理,位置试验诱发出上跳性眼震,则诊断为后半规管 BPPV,诱发出眼震的一侧为患侧;如果位置试验时一侧诱发出下跳性眼震,则诊断为前半规管 BPPV,诱发出眼震的一侧为健侧。

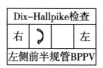

但是目前也很多人不认同上述侧别判断方法。理由是由于解剖的因素,前半规管 BPPV 常见位置试验双侧均可诱发出眼震,从而影响对侧别的判断。一般这时有些操作人员会把眼震相对弱的一侧当成患侧。

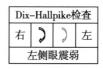

(2)另一种判断侧别的方法是依据眼震扭转方向。很多国外学者认为眼震扭转方向更科学。眼震扭转(眼球上极快相指向的方向)指向的侧别为患侧。

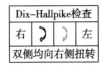

但是这个方法仍然存在问题,前半规管 BPPV 诱发出的眼震以下跳性为主,有时候缺乏扭转成分,或者扭转成分不容易观察,特别是在裸眼观察时。

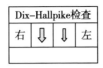

也正是因为前半规管 BPPV 的侧别判断存在疑问,才发明了 Yacovino 手法复位这样不需要判断侧别就可以进行复位治疗的手段。

五、多半规管 BPPV 的诊断思路

多半规管 BPPV 的诊断一直充满挑战。多半规管 BPPV 属于存在争议的综合征。尽管从机制上来说可能存在同侧多半规管、双侧 BPPV,但是如何确诊,且得到证据确凿、毋庸置疑的诊断并不容易。特别是如双侧外半规管 BPPV,同侧后半规管合并前半规管 BPPV 等诊断。诊断多半规管 BPPV 主要是基于位置试验诱发出的眼震不能用单一管 BPPV 解释,或者说符合多半规管 BPPV 的眼震特点。多半规管 BPPV 一般认为外伤导致的可能性比较大。诊断多半规管 BPPV 需要排除位置试验操作不规范导致的复杂眼震,需要排除中枢性疾病诱发的复杂眼震,需要排除单一管 BPPV 在操作过程中出现的耳石移位等多种可能的情况。根据复位效果来反推多半规管 BPPV 也存在挑战,有的复位手法对多半规管 BPPV 均有效果,还要考虑疲劳现象的影响等。

1. 后半规管合并同侧外半规管 BPPV　这种类型相对较常见,其实临床更常见的是在后半规管 BPPV 复位过程中耳石移行进入外半规管。其鉴别简单,在进行位置试验时一定要把 Dix-Hallpike 检查和滚转试验都完成,诊断明确以后再开始复位治疗。如果一个患者在不同的试验分别诱发出符合后半规管 BPPV 和外半规管 BPPV 的眼震,可以诊断为后半规管合并外半规管 BPPV。

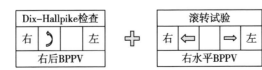

如果之前的位置试验诱发出的是单纯的后半规管 BPPV,复位后检查发现出现水平向眼震,考虑是耳石移行。

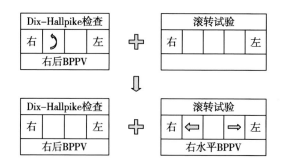

2. 后半规管合并同侧前半规管 BPPV 后半规管合并同侧前半规管 BPPV 临床上有可能出现,因为后半规管和前半规管共用一个总脚。因为同侧后半规管和前半规管互相垂直,在进行 Dix-Hallpike 检查时,如果把一侧后半规管放在矢状位上(最佳刺激平面),同侧前半规管则位于冠状位上,患者躺下时,后半规管的耳石团块因为重力作用远离壶腹嵴,而前半规管里面的耳石团块并没有产生重力落差,故不运动。但是在进行对侧 Dix-Hallpike 检查时,患侧的前半规管在矢状位上(最佳刺激平面),而患侧后半规管则位于冠状位上,患者躺下时,前半规管的耳石团块在重力作用下远离壶腹嵴,而后半规管里面的耳石团块并没有产生重力落差,故不运动。

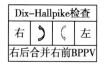

3. 双侧后半规管 BPPV 双侧后半规管 BPPV 诊断需慎重。临床上仅依据 Dix-Hallpike 检查时出现双侧诱发出上跳性眼震,就直接诊断为双侧后半规管 BPPV 是不可取的。一般这种情况诊断多为单侧外半规管 BPPV。因为外半规管 BPPV 双侧均可诱发出眼震,关键是多数不仅在滚转试验时诱发出水平变向性眼震,在进行 Dix-Hallpike 检查时也可诱发出眼震,而且有可能带有轻微的扭转成分。所以临床上一般先进行 Dix-Hallpike 检查,如果双侧诱发出眼震,不要轻易下结论,继续行滚转试验,如果滚转试验诱发出典型的水平变向眼震,则诊断为外半规管 BPPV 比较合理。

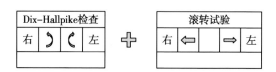

如果随后的滚转试验是阴性的,还应排除对侧假性后半规管 BPPV。一般如果 Dix-Hallpike 检查出现双侧诱发出上跳性眼震,大多数两侧眼震强度明显

不同，这个时候一般考虑一侧（眼震强的一侧）后半规管 BPPV，对侧是假性后半规管 BPPV，对侧出现下跳性眼震可能是因为操作的时候转头角度不准确导致的（图 6-2）。

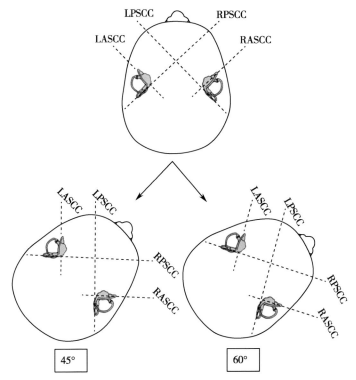

图 6-2　假性后半规管 BPPV 的发病机制示意图

这个时候可以尝试一侧半规管复位，复位后复查位置试验。如果所有眼震均消失，考虑对侧假性后半规管 BPPV。

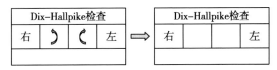

如果患侧眼震消失，对侧眼震仍然存在，才考虑双侧后半规管 BPPV。

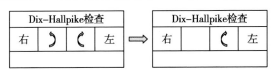

双侧半规管 BPPV 理论上发病率极低。

4. 双侧外半规管 BPPV　理论上存在双侧外半规管 BPPV，但是因为外半规管 BPPV 双侧均可诱发出眼震,所以诊断双侧外半规管 BPPV 很困难。有人认为滚转试验双侧诱发出变向水平向眼震,如果一侧定位复位无效,反向治疗有效,便考虑双侧外半规管 BPPV,那么这个诊断非常不可靠。与后半规管 BPPV 相比,外半规管 BPPV 的侧别判断存在一定问题,特别是在完全靠肉眼观察、且无仪器辅助时。如果出现一侧定位复位无效,反向治疗有效的情况,应该首先考虑之前的患侧判断有误。

5. 双侧前半规管 BPPV 双侧前半规管 BPPV 更加罕见。单侧前半规管 BPPV 就比较罕见,双侧更是,应该只存在理论可能。Dix-Hallpike 检查双侧诱发出下跳性眼震临床上很常见,首先要排除中枢性疾病。另外前半规管 BPPV 因为前半规管的解剖特性,很容易双侧诱发出眼震。

6. 多半规管 BPPV(超过两个管) 其情况更复杂,诊断方面没有定论,建议通过眼震观察结合复位综合判断。

六、其他情况

1. 管结石症合并嵴帽结石症 从理论上讲确实有可能存在管结石症合并嵴帽结石症,这一点很长一段时间大家都没有考虑到。我们可以理论上推测管结石症合并嵴帽结石症的眼震特点,然后如果在临床上发现符合这一推测的复杂眼震,就可以证明争议诊断的存在。比如,假设左侧外半规管管结石症合并嵴帽结石症,那么,在进行滚转试验时向左侧翻身,首先表现出的眼震应为嵴帽结石症的眼震,所以应该出现离地性眼震,没有潜伏期。随着时间的推移,管结石症的眼震开始显现,但是管结石症的眼震方向与嵴帽结石症的方向相反。因此,可能离地性眼震强度逐渐减弱,甚至出现向地性眼震。但是管结石症的眼震是短暂的,所以向地性眼震会逐渐减弱,最后再次出现离地性眼震,并持续存在。

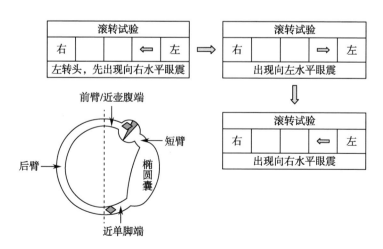

2. 短臂 BPPV 短臂 BPPV 又叫前庭 BPPV。理论上耳石碎片从椭圆囊耳石膜脱落以后可能会进入相应半规管的前庭侧,在体位改变的时候出现相应的眼震。比如耳石位于左侧外半规管壶腹嵴靠近椭圆囊一侧。向左侧转头,耳石靠近壶腹嵴,使壶腹嵴向管侧移动,产生抑制性刺激,出现持续离地性眼震;向健侧转头,耳石远离壶腹嵴,对壶腹嵴没有刺激,不产生眼震。

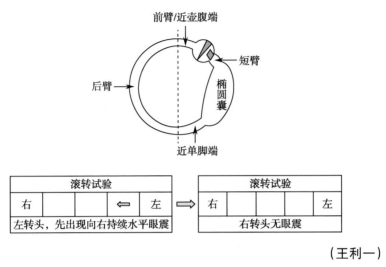

（王利一）

第三节 主观性BPPV

主观性 BPPV 诊断目前主要是依据患者的症状以及医师的经验来判断。Tirelli 等在 2001 年首先提出主观性 BPPV 这一概念,此后陆续有相关文献报道。具有典型病史的 BPPV 患者在位置试验可表现有诱发性眩晕症状而无眼震,一些学者将仅有主观性眩晕症状而无客观性眼震表现者称为主观性 BPPV。

诊断主观性 BPPV 所用标准及眼震的检测方法不尽相同,因此所报道的发病率也有较大差别,综合评估其在 BPPV 的占比为 10%～25%。除不伴有特征性眼震外,主观性 BPPV 和典型 BPPV 具有类似的临床流行病学特征。

【病因及发病机制】

1. 较多的解释是耳石量较少,在做检查时头位变化时可能不足以诱发明显的眼震而仅导致一定程度的位置性眩晕或头晕症状,即表现为所谓的主观性 BPPV。

2. BPPV 患者成功复位治疗后仍表现有残留头晕症状者在做检查时有类似的主观性 BPPV 的表现。

3. 裸眼不易察觉到的一些轻微眼震经 Frenzel 眼镜或红外视频眼震电图检

查可以变得较为明显,所以主观性 BPPV 患者在裸眼检查发生率比用机器检查发生率高。

4. 部分患者因急性眩晕发作而自行服用抗晕药物,使前庭兴奋性降低,也可使其眼震变得纤细甚或消失。

5. 受固视作用的影响,在行 Dix-Hallpike 检查时通常要求患者注视某一方向以便观察其眼震的类型和方向,而这一注视行为可能会抑制一些轻微眼震的出现。

【诊断与鉴别诊断】

目前 BPPV 诊断标准中,主观性 BPPV 临床一般归为可疑性 BPPV。因近 10%～25% 的 BPPV 病例可不表现有明显的位置性眼震,故对这部分病例的诊断及鉴别诊断不容忽视。对主观性 BPPV 的诊断尚缺统一的标准。Balatsouras 和 Korres 给出的诊断标准如下:①具有随头位变化而出现的短暂性眩晕反复发作的病史;②通过诊断试验可诱发出短暂发作性眩晕;③诱发性诊断试验中通过裸眼观察未见任何眼震;④患病时间至少持续 1 个月,无近期改善的征象;⑤无其他前庭疾病的证据。

当患者表现有典型的 BPPV 病史,诊断试验中可诱发出眩晕症状但缺少眼震时,可能存在有所谓的主观性 BPPV。但做出诊断时需注意以下问题:眼震检查中受某些因素的影响,可能会出现假阴性。因此,不能凭某次检查眼震阴性就断定患者是主观性 BPPV。检查最好借助于 Frenzel 眼镜,有条件的情况下尽量用视频眼震电图来观察眼震反应,其可消除固视对眼震的抑制作用,以减少对主观性 BPPV 的误判。在诊断主观性 BPPV 时,应注意将之与其他原因所致的位置性眩晕相鉴别,包括其他中枢性或周围性位置性眩晕。如复位治疗有效则支持主观性 BPPV 的诊断成立。对复位治疗效果不佳或失败者应及时进行再评价。由于观察不到眼震,复位往往很困难,临床一般会根据患者主观症状的强弱来判断侧别,检查者的经验非常关键。

(刘艳丽 宋海涛)

第四节 继发性 BPPV

BPPV 是最常见的外周性前庭功能障碍疾病,按其发病因素可分为特发性和继发性。继发性 BPPV 的病因有:头部外伤、内耳病史、偏头痛,以及外科手术史。

(1)头部外伤:轻度头部外伤可使耳石由椭圆囊内的胶状表面脱落,一旦这些颗粒或碎片进入半规管就会导致 BPPV 的发生。

（2）内耳疾病：梅尼埃病、突发性聋伴眩晕、前庭神经炎或其他外周性前庭疾病损伤椭圆囊而引发 BPPV，结果出现冷热刺激的反应性减低与 BPPV 共存。这就解释了前庭神经炎时后半规管并没有受累，但却出现继发性 BPPV。

（3）偏头痛：偏头痛发作可对内耳造成反复损伤，可能是另一个 BPPV 的易感因素。

（4）外科手术：外科手术后部分患者可出现 BPPV，可能由于全身麻醉进行气管插管时头部过分后仰，促使耳石进入后半规管所致。也有认为与术后长期卧床有关。

在继发性 BPPV 中，内耳疾病被认为是最重要的发病因素，耳部疾病并发 BPPV 的比例可达 15%～26%。常见的可并发 BPPV 的疾病包括梅尼埃病、突发性聋、前庭神经炎、前庭性偏头痛等。

一、梅尼埃病并发 BPPV

【发病机制】

多数学者认为，这种 BPPV 是并发于梅尼埃病的，梅尼埃病内的淋巴积水通过破坏内耳血供，导致了椭圆囊斑和球囊斑的损害，诱发耳石脱落。还有学者认为，BPPV 的产生不仅是由于内淋巴的变化，而且是因为内淋巴管和内淋巴囊结构的变化。

Morita 等对比梅尼埃病患者和非梅尼埃病患者的颞骨解剖后发现，梅尼埃病患者诱发 BPPV 的可能机制为：①由于膜迷路积水，膨胀的球囊通过挤压可以引起后半规管膜迷路部分阻塞，而这种阻塞推测可能是耳石黏附于膜迷路出现"耳石栓塞"所致；②膜迷路狭窄引起膜迷路反复膨胀，最终导致其弹性丧失，而这种弹性的丧失导致膜向内塌陷，引起膜腔狭窄，甚至产生粘连；③膜迷路的膨胀可以直接破坏膜迷路，最终导致粘连；④后半规管和外半规管中游离碱性物质（耳石）沉积的数量比特发性 BPPV 患者更多，而且他们发现这些物质的沉积和梅尼埃病的病程有关，而不是和年龄有关。

另外，在正常内耳微环境下，耳石可以溶解于内淋巴中，溶解需要 5～20h，较大的耳石颗粒团块需要的时间稍长。这一点在体外模拟内淋巴环境的钙溶解试验中也得到证实。而在膜迷路积水的动物模型中，发现内淋巴的钙离子浓度是高于正常状态下的，可能与耳石的脱落和溶解有关。同时，梅尼埃病患者一般膜迷路积水进展非常缓慢，然而一旦出现游离耳石，出现耳石堵塞内淋巴的纵向流动，即可能加快积水的进程，导致梅尼埃病症状加重。

因此，梅尼埃病可以导致 BPPV 的发生，出现了 BPPV 后又加重了梅尼埃病的病情，两种疾病之间有相互推进作用，膜迷路积水可以导致耳石的脱落，脱落的耳石也能阻碍淋巴的回流,引起膜迷路积水的表现。

【临床特征】

1. 梅尼埃病和 BPPV 一般发生于同侧耳 如果是双侧梅尼埃病,一般 BPPV 发生于疾病的责任耳一侧。但也有部分患者 BPPV 发生于单侧梅尼埃病患者的健侧。考虑可能与存在亚临床状态的膜迷路积水有关。

2. 女性患病率较高,过去发病至确诊的间期较长 目前由于 BPPV 的科普教育,发病至确诊的时间愈来愈短。可能与发病机理有关。

3. 手法复位效果较差 据国外文献报道,梅尼埃并发 BPPV 的患者中有 66.7% 的患者需要 3~4 次复位,26.7% 需要 5 次复位。分析其可能原因:①椭圆囊上的耳石膜是一种由网状纤维和酸性黏多糖组成的结构,内淋巴反复扩张和内淋巴膜破裂,最终导致囊斑的纤维化,耳石无法通过囊斑回位吸收,最终导致内淋巴中永久存在耳石颗粒;②周期性的膜迷路积水可能对椭圆囊、球囊造成永久性的损害从而导致耳石颗粒不断脱落;③球囊向后膨胀使得椭圆囊向后上移位,疝入半规管内,使得半规管阻塞,耳石难以复位;④耳石栓塞,耳石分散后再聚集的速度大约 10min。因此,复位效果差的 BPPV,考虑可能是由于膜半规管狭窄、耳石阻塞引起。

4. 梅尼埃并发 BPPV 的复发率更高 Balatsouras 发现,文献报道复发率高达 50%。可能原因:①反复的内淋巴积水降低了膜迷路的弹性,最终导致耳石与膜迷路的粘连和半规管的阻塞,使耳石难以复位;②内淋巴反复积水会导致耳石反复的脱落而表现出 BPPV 的复发。

5. 后半规管为主要的责任半规管,但外半规管受累的占比明显高于特发性 BPPV 中外半规管受累的比例。文献报道,在梅尼埃病并发 BPPV 的患者中,后半规管和外半规管都有可能受累,但是主要是以后半规管受累的病例为多数,外半规管受累的比例可达 24%~65%。比特发性 BPPV 中外半规管受累的比例要高,Buckingham 研究人体颞骨解剖发现,椭圆囊斑邻近外半规管壶腹,当患者自仰卧位转身为侧卧位时,松散的耳石更容易滑落到外半规管壶腹上,故解剖因素是梅尼埃病并发 BPPV 的主要发病机制。但由于后半规管解剖位置较低的原因,这种梅尼埃病并发 BPPV 的患者还是应该以后半规管受累为主。

可见,部分梅尼埃病患者可以并发 BPPV,一旦临床上遇到患者出现短暂的位置性眩晕发作,应首先行 BPPV 位置试验,排除并发 BPPV 的可能。

我们要认识到梅尼埃病和 BPPV 共病的问题,要分别诊断,同时治疗。也要互相鉴别,因为部分患者的耳蜗症状和前庭症状不同时出现,可能间隔数月或数年。这部分反复发作的眩晕患者通常经过漫长的岁月才能最后确诊。多次复位疗效不理想的 BPPV 需要重新核实翔实的病史资料,进一步完善诊断。

二、突发性聋并发 BPPV

突发性聋是耳鼻咽喉科一种常见耳科疾病。突发性聋伴眩晕大多数患者是并发 BPPV，其并发的 BPPV 发病率为 5.4%～17.4%。

【发病机制】

突发性聋患者之所以会并发 BPPV，主要因为突发性聋引起耳石器功能减弱，导致耳石脱落。后半规管以及耳蜗从相同动脉血管供应，在该区域供血不良时，会导致耳蜗和后半规管生理功能出现缺血性变化。因为内耳毛细胞对于缺血敏感度增加，进而先表现出听觉功能的异常，之后随着缺血加重，可并发耳石代谢异常，引起突发性聋并发 BPPV。该疾病的发生和内耳循环异常存在相关性。内耳病毒感染后，影响内耳局部微循环，损伤内耳，上述二者存在交互作用。

【临床特征】

1. 后半规管 BPPV 多见，且复位次数较特发性 BPPV 多 很多人认为突发性聋耳蜗受损，而球囊后半规管及前庭下神经与耳蜗距离较近，接受共同的血供，所以突发性聋伴发或者继发 BPPV 应该以后半规管耳石症为主。这个观点经不起推敲。我们知道 BPPV 的根本原因是椭圆囊耳石脱落，和半规管及前庭下神经没有直接关系。突发性聋导致内耳耳蜗受损，如果病变破坏严重，范围广，就有可能累积到椭圆囊、球囊甚至半规管。椭圆囊受累，就可能导致耳石膜上耳石松动脱落，引起耳石症。而根据解剖机理，后半规管最容易受累，这才是突发性聋伴发或者继发 BPPV 以后半规管耳石症为主的主要原因。

2. 一般发生在耳聋发生后 0～15 天 大部分患者眩晕发作时间落后于听力下降时间，考虑可能是耳蜗对缺血更敏感，或耳蜗毛细胞对缺氧的敏感性高于前庭毛细胞。

3. 突发性聋并发 BPPV 的发生率随患者年龄增长而增长 主要是老年人耳石器本身对缺血更敏感，当突聋发生缺血改变时导致耳石变性、脱落，故推测随着年龄增加，耳石代谢更易发生紊乱，而导致突发性聋的发病因素作用于内耳前庭感受器时，更易发生耳石脱落。

4. 女性突发性聋患者并发 BPPV 的比例更高 可能与女性体内雌激素水平和骨质疏松等相关。

5. 听力损失程度在中重度以上的突发性聋患者并发 BPPV 的概率更高 推测可能与病变程度严重、范围较大有关，容易扩展至前庭系统外周感受器，从而并发 BPPV。文献报道认为内耳血管痉挛或者血栓形成、内耳微循环障碍是其发病的主要机制。

6. 合并有糖尿病、高血压等基础疾病的突发性聋患者更易并发 BPPV 推测高血压、糖尿病可造成血管内皮损伤，导致内耳血流不畅，灌注降低，出现缺氧性损害。缺血缺氧可能导致耳石代谢异常，导致脱落。Yoda 等研究表明，糖尿病患者后半规管和外半规管中出现颗粒沉积较对照组明显增高。糖尿病可能通过多方面原因与 BPPV 相关联，血糖控制较差的糖尿病患者可以出现微血管病和外周神经病的组织病理学改变，而内耳通过终末支血管供血，一旦受到糖尿病外周神经微血管病变的影响，即可减少内耳血供，从而影响前庭功能，导致耳石脱落形成 BPPV。

三、前庭神经炎并发 BPPV

前庭神经炎并发 BPPV 考虑为前庭神经损伤后影响半规管和椭圆囊功能所致。发病率为 5%～31%，以后半规管 BPPV 多见。手法复位效果较差，且复发率高。

【发病机制】

前庭神经炎伴发 BPPV 的机制假说：①前庭神经炎造成耳石器耳石膜营养缺乏破裂，导致耳石脱落进入半规管；②前庭神经炎影响内淋巴溶解和暗细胞吸收，导致耳石沉积。

【临床特征】

1. 后半规管 BPPV 发生率较高　由于前庭上神经走行的骨性管腔较为狭长，故前庭上神经炎最为常见，约占 60%，其次为全前庭神经炎，约 30%，发病率最低的为前庭下神经炎。前庭上神经主要支配前半规管、外半规管、椭圆囊和部分球囊，因此前庭神经炎容易损害同侧椭圆囊功能，引起耳石脱落，而后半规管的开口向上，耳石一旦进入后半规管很难自行复位，导致后半规管 BPPV 在合并前庭神经炎时多发。

2. 手法复位效果较差且复发率较高　约 3/4 的患者需要 2 次以上的手法复位治疗，且手法复位效果较特发性 BPPV 差。分析其可能的原因为 VN 导致椭圆囊的耳石膜破裂，导致耳石颗粒不断脱落，同时又无法通过囊斑再吸收，导致复位效果差，且复发率较高。

3. 伴半规管轻瘫　由于前庭神经炎的存在，这类 BPPV 患者均伴有半规管轻瘫。且在并发 BPPV 时仍有大约 3/4 的患者存在自发性眼震。

四、前庭性偏头痛并发 BPPV

文献报道，与普通人群相比，偏头痛患者的 BPPV、MD 和运动病的发病率更高。其中台湾地区的数据显示，偏头痛患者发生 BPPV 的风险增加 2.03 倍（偏头痛患者 BPPV 的发病率为 18.1/10 万，对照组 8.9/10 万）。韩国的研究显示，这一风险为 2.54 倍（BPPV 的发病率为偏头痛组 6%，非偏头痛组 2.3%）。

【病因】

既往研究发现，年龄、高脂血症、高血压、偏头痛是 BPPV 的独立危险因素。BPPV 患者的偏头痛和运动病的发病率是普通人群的 3 倍，而且存在偏头痛的病史比例比头部外伤史、手术史的比例更高。可见前庭性偏头痛和 BPPV 之间存在双向影响因素。

【发病机制】

目前尚不清楚。Yetiser 认为偏头痛患者由于三叉神经血管系统的紊乱，存在前庭神经的无菌性炎症反应，因此前庭性偏头痛并发 BPPV 可能与前庭神经上皮的退变有关。前庭性偏头痛患者发作性的血管痉挛会引起外周前庭系统的血管灌注减少，产生继发性前庭系统损害。Neri 认为内皮细胞氧化性应激和反复的血管痉挛是偏头痛和 BPPV 的共病机制。

而 Güçlütürk 团队研究了 BPPV 与氧化应激的关系，发现在 BPPV 发作时，促炎介质（如 IL-1β、IL-6 和 TNF）的水平增高，但是在 Epley 手法复位后降低。Ciancarelli 发现偏头痛患者的超氧化物歧化酶的活性降低，而在 BPPV 发作期，患者的总抗氧化能力和对氧磷酶也都降低了。因此内耳的氧化性应激和神经炎症进程可能是偏头痛患者的耳石膜病变的机制之一。

【临床特征】

1. 前庭性偏头痛并发 BPPV 患者中，女性比男性发病率高。

2. 这种并发的 BPPV 的复发率更高，达 38%～77%。

3. 伴或不伴偏头痛的 BPPV 患者，其手法复位的短期有效率并无差异。

（刘艳丽　宋海涛）

第五节　轻嵴帽现象

轻嵴帽现象（light cupula phenomenon）主要表现为在滚转试验检查中，出现的持续性向地性位置性眼震（persistance geotropic direction-changing positional nystagmus）并伴有眼震消失平面的一种临床现象。

【发生机制】

轻嵴帽现象发生机制的假说理论如下。

1. 低密度碎片假说　有学者认为轻嵴帽现象是由于"低密度碎片"粘连附着在受累壶腹嵴嵴帽上，从而使嵴帽变轻发生偏移。虽然低密度碎片还没有被证实过，但是有学者认为内淋巴中退化或密度下降的悬浮细胞或者低密度耳石颗粒是可能的低密度碎片。临床上支持低密度碎片假说的现象有：①轻嵴帽现象往往只出现水平方向的位置性眼震;②位置性眼震是突然出现的;③往往只有一侧受累。但在临床上通过手法复位来治疗轻嵴帽现象的成功率低,从而又不支持低密度碎片假说。

2. 轻嵴帽假说 1956 年 Aschan 第一次通过位置性酒精性眼震(positional alcohol nystagmus,PAN)来描述持续性向地性位置性眼震。他认为在 PAN Ⅰ 期,酒精(密度为 $0.79kg/m^3$)通过毛细血管,能相对于内淋巴更快地扩散到壶腹嵴嵴帽,从而使嵴帽的密度比周围的内淋巴密度低,从而出现持续性向地性位置性眼震。重嵴帽现象也支持这一假说——有研究认为重嵴帽现象能通过摄入重水或甘油等高密度液体后诱发。

3. 重密度内淋巴假说 此假说推测由于迷路出血,内耳低灌注,炎症或激素不平衡从而导致淋巴成分突然改变而引起内淋巴密度增加。

但是轻嵴帽假说和重密度内淋巴假说都没法解释临床上的轻嵴帽现象往往只出现在外半规管而不累及后半规管。并且,内淋巴成分突然改变往往会引起听力的改变,但是临床上轻嵴帽患者听力改变不明显。

随着轻嵴帽现象的研究深入,又陆续出现了一些新的假说:Kim 等认为内外淋巴密度不同可以引起轻嵴帽现象的产生。

【临床表现】

1. 眼震消失平面 基于松鼠猴的形态学和人类内耳 CT 研究表明,外半规管壶腹嵴嵴帽和矢状面的夹角为 15°~40°。头部正中矢状俯曲或后仰并进一步偏转头部朝向患侧时,能找到使患侧壶腹轴线和重力平面相平行的位置平面,嵴帽不再发生向椭圆囊方向偏斜即归零,从而解释眼震消失平面(null plane,NP)的出现,且眼震消失平面所在的侧别往往和轻嵴帽所在(即患侧别)相对应。

2. 主要临床表现 主要临床上表现与外半规管 BPPV 管石症类似,为滚转试验出现向地性眼震,但是眼震往往为持续性(持续时间>2min),具体表现如下(图 6-3):

(1)位置试验的滚转试验检查出现持续性向地性眼震,无潜伏期。

(2)仰卧位从患耳朝下体位向健侧转动或者俯卧位从健侧耳朝下向患侧转动头部至一定角度时可出现眼震消失头位,即眼震消失平面。

(3)仰卧位眼震,快相向健侧。

(4)屈头位(鼻尖向地)眼震,快相向患侧。

(5)坐位头直立可能有假性自发性眼震。

轻嵴帽的患侧的判断根据眼震消失头位的角度来判断。有研究表明眼震强弱与侧别没有必然关系。

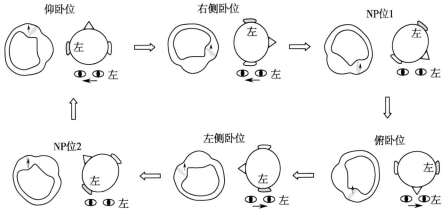

图6-3 轻嵴帽现象示意图

【治疗】

BPPV 手法复位无效，但是有一定自愈倾向。Kim 报道对 26 例行改良 Epley 法和滚转法复位治疗，及服用前庭抑制药物等，症状均未得到明显的改善。Seo 报道 27 例患者持续性向地性位置性眼震在 7 天内消失者占 70.4%，30 天内眼震消失的患者占 88.8%，但并未说明是否行复位治疗或药物治疗。Ichijo 报道了 33 例轻嵴帽病例预后良好，眩晕与眼震在 2 周之内消失，还有部分病例在 2 个月内痊愈，亦未说明是否行复位治疗或药物治疗。笔者团队报道了 35 例轻嵴帽患者行滚转试验复位后的即时痊愈率为 0%，1 周后痊愈率为 42.9%。张林等报道 16 例轻嵴帽患者手法复位 1 周后，无痊愈病例，仅 18.8% 改善，后改为观察不再干预，1 个月后评估 75% 病例痊愈。

【相关的疾病】

目前，有报道表明前庭性偏头痛患者可出现位置性眩晕和持续性向地性位置性眼震即轻嵴帽。张甦琳等总结报道前庭性偏头痛患者的位置性眼震特点是：① 19% 的患者有自发性眼震；②位置性眼震出现在所有急性期患者；③眼震有中枢和 / 或外周的特点，且中性位置性眼震更常见；④眼震不能符合任何一种 BPPV；⑤前庭性偏头痛不能解释轻嵴帽的零平面。

另外，轻嵴帽现象的持续向地性位置性眼震还出现于中枢性疾病，如脑干卒中、小脑肿瘤、艾滋病性脑病等。Kim 报道了单侧突发性聋也可出现持续性向地性位置性眼震。

总而言之，轻嵴帽现象到目前为止在发生机制上无明确的病理生理学证据，无确定的治疗方案，有待进一步更深入的研究。

(彭 好)

第七章
鉴 别 诊 断

第一节　头晕/眩晕症状分析

首先需要对头晕/眩晕的症状进行分析，可能是哪些疾病的临床表现（表7-1）。

表7-1　头晕/眩晕症状分析表

特征		分析结果
表现形式	头晕不稳感	BPPV残余症状、梅尼埃病、前庭神经炎、前庭功能低下、中枢性眩晕
	位置性眩晕	BPPV、CPPV、其他中枢性眩晕
	旋转性眩晕	急性前庭性疾病（中枢或周围）：BPPV、梅尼埃病、前庭神经炎、迷路炎、突发性聋伴眩晕、前庭性偏头痛、一过性脑缺血发作等
发作时间	数秒钟	管结石症、前庭阵发症、前庭性偏头痛、心律失常等
	1min至数分钟	嵴帽结石症、前庭性偏头痛、一过性脑缺血发作、心律失常等
	20min至数小时	梅尼埃病、前庭性偏头痛
	数天	BPPV残余症状、前庭功能低下、前庭神经炎、突发性聋伴眩晕、前庭性偏头痛、中枢性眩晕等
发作频次	单发	前庭神经炎、BPPV（初次发作）、梅尼埃病（初次发作）、前庭性偏头痛、突发性聋伴BPPV、分泌性中耳炎等
	复发	BPPV、梅尼埃病、前庭性偏头痛、分泌性中耳炎、中枢性眩晕等
	持续	心理因素、焦虑、BPPV残余症状、持续性姿势性头晕、中枢性眩晕

续表

特征		分析结果
诱发因素	前/后低头、仰头	后半规管 BPPV、CPPV、其他中枢性眩晕
	左右翻身	外半规管 BPPV、CPPV、其他中枢性眩晕
	劳累熬夜	BPPV、梅尼埃病、前庭性偏头痛
	月经期,饮用浓茶、咖啡	前庭性偏头痛、梅尼埃病
	移动视觉图案	视觉性眩晕
	站立	直立性低血压、严重椎基底动脉狭窄、持续性姿势-感知性头晕
	密闭空间、广场	空间恐惧
	大声刺激、Valsalva 动作	前半规管裂、外淋巴漏、前庭性偏头痛
伴随症状	恶心呕吐、血压变化等自主神经症状	BPPV、梅尼埃病、前庭神经炎、前庭性偏头痛、其他中枢性眩晕等
	耳鸣、耳闷、听力下降	梅尼埃病、听神经瘤、突发性聋伴 BPPV、分泌性中耳炎等
	复视、意识障碍、麻木瘫痪	颅后窝病变、基底动脉夹层
	心悸、胸闷、胸痛、面色苍白、黑矇、晕厥	血管迷走反射病变、心律失常、直立性低血压、急性冠脉综合征或心律失常、肺栓塞
	紧张、心悸、气短、震颤、惊恐、睡眠障碍	焦虑、抑郁状态,或持续性姿势-感知性头晕
	复视、视力下降	双眼复视提示脑干、眼动神经、眼外肌或神经肌肉接头病变 单眼复视、黑矇、视力下降、斜视等提示眼球、眼内肌或视神经病变
	颈肩痛、上肢或手指麻木	颈椎关节不稳、颈椎病、颅颈部发育异常
	结膜充血、皮疹、关节炎、肾病	自身免疫性内耳疾病
	不稳感	急性常见于眩晕发作期,慢性持续性常见于不典型 BPPV 或残余症状,或持续性姿势-感知性头晕
	畏声、畏光、视觉先兆	前庭性偏头痛

从症状学分析眩晕/头晕的特点:

1. 发作形式 接诊眩晕/头晕患者时,首先应尽量确定其属于何种表现:

（1）单次急性发作:单次发作最常见的是前庭神经炎,其次还有创伤性（周围或中枢）原因,或血管性原因如后循环卒中。个别 BPPV 初次发作,梅尼埃病初次发作,前庭性偏头痛,突发性聋伴 BPPV,分泌性中耳炎也存在这样的表现,但持续时间较短。

（2）反复发作的眩晕:反复发作的眩晕常见于 BPPV、前庭性偏头痛,还有梅尼埃病、前庭阵发症、TIA 和发作性共济失调Ⅱ型、惊恐发作、癫痫发作等原因。由位置变化诱发的反复眩晕最常见的是 BPPV，还可见于前庭性偏头痛，偶见于颅后窝病变。

（3）慢性头晕或不稳感：慢性头晕较稳定者常见于内科系统疾病、药源性或慢性药物中毒、前庭功能轻度障碍或精神心理性疾病等，而进行性加重者可见于颅内占位性疾病（脑干、小脑肿瘤）或中枢神经系统退行性变和副肿瘤性亚急性小脑变性等。不稳感可由双侧前庭功能受损引起，但更多与中枢性疾病有关，如小脑疾病、帕金森综合征、脊髓疾病、周围神经病或脑部小血管病；BPPV 残余症状也有此表现。

2. 持续时间 管结石症和前庭阵发症的眩晕持续时间为数秒，嵴帽结石症的眩晕持续约 2min。发作持续时间为数分钟者还有前庭阵发症、外半规管瘘、前半规管裂综合征或心律失常。梅尼埃病、一过性脑缺血发作可为数分钟到数小时。前庭神经炎、迷路炎、伴眩晕的突发性聋或脑血管病为数天。眩晕 / 头晕持续数月或数年主要见于精神心理性头晕、双侧前庭病、慢性中毒、中枢神经系统退行性变等。前庭性偏头痛眩晕发作的持续时间情况比较复杂，既可为数秒，也可为数分钟以及数小时。准确判断患者旋转感的持续时间很重要。

注意，勿把患者眩晕发作后的不适（乏力、恶心等）也归到眩晕的持续时间之内。

3. 诱发因素

（1）头位的变化是最常见的诱发因素：位置性眩晕并非仅仅是由头部运动引起的结果。如 BPPV 是在起床、翻身、低头、抬头时诱发，而站立位头晕一般见于直立性低血压、持续性姿势 - 感知性头晕或严重椎基底动脉狭窄。

（2）少见而具有特异的诱发因素：如类似 Valsalva 动作（排便、屏气）或大声喊可诱发前半规管裂综合征及外淋巴漏的前庭症状，包括侧方倾倒和振动幻觉。外淋巴漏有急性眩晕 / 头晕和单侧聋，可由头部创伤或用力过猛的 Valsalva 动作（例如提升重物或剧烈咳嗽）诱发。饮酒或运动也可诱发阵发性共济失调患者的眩晕发作。

（3）其他常见但并非特异的诱发因素：对于部分"视觉性眩晕"的患者，重复变动的视觉图案或视动环境会加重或诱发头晕症状出现。部分具有精神心理障碍的患者（如持续性姿势 - 感知性头晕）置身于某些社会场景或特定环境（电梯、空间较小的房间、飞机、广场等）时，可诱发惊恐和头晕发作。

4. 伴随症状 伴随症状对于鉴别诊断有重要作用。

（1）自主神经症状：恶心、呕吐、出汗、心动过缓、血压变化（升高或降低）、肠蠕动亢进、便意频繁，因前庭迷走神经反射功能亢进所致，常见于前庭周围性眩晕和部分前庭中枢性眩晕疾病。

（2）耳部症状：耳鸣、耳闷胀感、听力下降或听觉过敏可见于梅尼埃病；对急性单侧聋和首次眩晕发作的来诊患者，眩晕伴听力下降及耳或乳突疼痛可见于突发性聋、迷路炎、中耳炎，也可见于病毒感染（如腮腺炎），偶可见于小脑下前动脉供血区梗死（其引起的小脑下前动脉综合征会危及生命）等。急症患者的听力丧失是急诊治疗的重点。椎基底动脉 TIA 发作的患者也可能出现耳鸣或听觉障碍并伴随有其他脑干症状。

（3）中枢神经系统症状：复视、构音障碍、面部及肢体感觉、运动障碍或共济失调提示脑干小脑病变。如后循环梗死或出血时上述症状可能急性发作并持续存在；椎基底动脉夹层会出现头晕伴急性枕部持续疼痛；颅颈交界区畸形、遗传性或获得性小脑性共济失调可能有缓慢出现持续存在的面部及肢体感觉运动障碍或共济失调。

（4）心血管症状：心悸、胸闷、胸痛、面色苍白、晕厥提示心血管系统疾病（如血管迷走反射病变、心律失常、直立性低血压、急性冠脉综合征）以及肺栓塞。

（5）精神情绪症状：紧张、担心、坐立不安、情绪低落、恐惧、睡眠障碍（如入睡困难、易醒、早醒）等提示可能合并或并发焦虑、抑郁状态，或持续性姿势 - 感知性头晕。

（6）眼部症状：双眼复视提示脑干、动眼神经、眼外肌或神经肌肉接头病变；单眼复视、单眼黑矇、单眼视力下降、斜视等提示眼球、眼内肌或视神经病变。

（7）颈部症状：颈肩痛、上肢或手指麻木，头晕 / 眩晕与颈部活动相关可能提示颈椎关节不稳、颈椎病、颅颈部发育异常。

（8）伴结膜充血、皮疹、关节炎、肾病：考虑自身免疫性内耳疾病。

（9）不稳感：眩晕发作时患者一定会感觉躯体不稳。急性重症发作期患者会不自主地向一侧倾倒，如见于站立时发作的 BPPV（如往晾衣绳上挂衣服）。在单侧周围前庭疾病的慢性期如不典型 BPPV 或 BPPV 残余症状或持续性姿势 - 感知性头晕，多数患者都有不稳感。有患者认为不是头晕而是腿有问题。因此，应针对性地询问患者有无腿软无力、沉重、迟钝麻木或"针刺样"等感觉。

（10）畏声、畏光、视觉先兆：可见于前庭性偏头痛。

第二节　鉴别周围性和中枢性头晕 / 眩晕

一、症状鉴别

鉴别周围性和中枢性头晕 / 眩晕需要从症状上入手（表 7-2）。

表7-2 症状鉴别周围性和中枢性头晕/眩晕

要点	周围性头晕/眩晕	中枢性头晕/眩晕
性质	旋转性或姿势不稳常见,常伴运动性错觉,与体位或头位变化相关	姿势不稳常见,可伴旋转感,可伴运动性错觉
起病急缓	多为急性或发作性	可为急性、发作性、慢性
眩晕的严重程度	常较重	常较轻
持续时间	常较短,数秒、数小时、数天	常较长,可达数周
平衡障碍	不定,常与严重程度一致	常较重
迷走神经反应	出汗常见,常反应剧烈	少见或不明显
听力下降/耳鸣	常有,常伴耳鸣、耳闷、听力下降	常无
意识障碍	无	可有

二、体征鉴别

还要在体征上(主要是前庭功能检查)进行鉴别(表7-3)。

表7-3 体征鉴别周围性和中枢性头晕/眩晕

要点	周围性	中枢性
自发性或凝视性眼震	水平或水平略带旋转性,眼震方向不随注视方向改变	水平、单纯旋转、单纯垂直,眼震方向随注视方向改变
扫视试验	正常	欠冲或过冲
平稳追踪	正常	侵入性扫视
固视抑制	正常	失败
VOR抑制	正常	失败
躯体倾倒	与眼震慢相一致	与眼震无一定相关性
CNS体征	无	常有

三、相关疾病间鉴别

周围性疾病中需注意梅尼埃病、前庭神经炎、突发性聋伴眩晕的相互鉴别。中枢性疾病中要与中枢性位置性眩晕、前庭性偏头痛等相鉴别。还要与颈性眩晕相鉴别。

(一)周围性疾病
1. 梅尼埃病
(1)三大主要临床表现

1)梅尼埃病引起的眩晕特点是发作性眩晕,多持续20min～12h。常伴有恶心、呕吐和走路不稳。间歇期无眩晕发作,但可伴有平衡功能障碍。

2）听力下降一般为波动性，为感音神经性听力损失。早期多以低中频为主。间歇期听力可恢复正常。多数患者可出现响度重振现象。

3）发作期常伴有耳鸣和/或耳闷胀感。疾病早期可无此症状。

（2）专科检查：分基本检查和根据情况可选择的检查两类。基本检查包括耳镜检查、纯音测听、声导抗检查，可选择的检查包括其他客观听力学检查、前庭功能检查、平衡功能检查、耳鸣检查、影像学检查以及病因学检查。

（3）临床诊断需要有 2 次或 2 次以上的眩晕发作，每次持续 20min～12h。病程中至少 1 次听力学检查证实患耳有低到中频的感音神经性听力损失。有波动性听力下降、耳鸣和/或耳闷胀感。排除其他疾病引起的眩晕。

疑似诊断是有 2 次或 2 次以上的眩晕发作，每次持续 20min～24h。患耳有波动性听力下降、耳鸣和/或耳闷胀感。排除其他疾病引起的眩晕。

梅尼埃病的诊断和鉴别诊断必须依据完整翔实的病史调查和必要的听觉和平衡觉功能检查、影像学检查等。如果合并其他不同类型的眩晕疾病，则需分别作出诊断。

梅尼埃病患者常会与 BPPV 同时发作，可以是梅尼埃病眩晕以 BPPV 的形式发作，也有可能是 BPPV 发作，要仔细询问病史，要分别诊断同时治疗，也要相鉴别。具体见第六章第四节"继发性 BPPV"。

2. 前庭神经炎

（1）临床表现：前庭神经炎是一种急性发作，自发性、前庭周围性眩晕，可伴有眼震、恶心、呕吐及平衡障碍，但无耳蜗及中枢神经系统症状。就是说患者的眩晕一般为单次发作性，其症状多在发病 24h 达到高峰，可持续数天至数周。不伴听觉症状，有与眩晕程度相符的行走不稳。发病前可有（或无）上呼吸道感染病史。

急性期自发性眼震表现为以水平向为主，伴上跳成分的混合性眼震（水平-旋转性眼震），水平成分快相向健侧，固视抑制存在。单纯的前庭下神经炎较为少见，其自发性眼震急性期以下跳成分为主；全前庭神经炎眼震成分以水平为主。前庭神经炎恢复期眼震可向健侧或患侧，向两侧凝视时眼震方向不变，符合亚历山大定律；急性期摇头试验阳性，眼震以水平成分为主，先向健侧（此相眼震较强），之后可反转向患侧（此相眼震较弱）。双温试验中可见单侧前庭功能低下（双侧发病罕见）。行 Romberg 试验、原地踏步试验检查常向患侧倾倒/偏斜，恢复期可向患侧或健侧倾倒/偏斜。甩头试验阳性。听力学检查和中枢定位检查及影像学检查阴性。

（2）鉴别诊断：与 BPPV 鉴别的点主要是首次发作的 BPPV 或嵴帽结石症患者周围神经症状较重不配合检查，常因恐惧担心而不能行走。这时给予适当的语言安抚让患者消除恐惧或适当给予镇静剂以配合检查即可。BPPV 患者眩晕时间短，数秒或不超过 2min。不刺激头位变化时不引发眩晕，站立及行走正常。无自发眼震，变位性眼震阳性，摇头试验、甩头试验阴性，双温试验阴性，Romberg 试验、原地踏步试验阴性。前庭神经炎并发 BPPV 考虑为前庭神经损伤后影响半规管和椭圆囊功能所致。

3. 突发性聋伴眩晕　突发性聋伴眩晕的患者在询问病史时，可得知除眩晕外，有突然的听力下降，可伴耳鸣、耳闷胀感，听觉过敏或重听，耳周感觉异常。

符合突发性聋的诊断标准：①在 72h 内突然发生的，至少在相邻的两个频率听力下降≥20dB HL 的感音神经性听力损失，多为单侧，少数可双侧或先后发生。②未发现明确病因（包括全身或局部因素）。③可伴有耳鸣、耳闷胀感、耳周皮肤感觉异常等。④可伴有眩晕，恶心呕吐。

30% 的突发性聋患者伴有眩晕 / 头晕症状。因此在鉴别诊断时，尤其重视眩晕患者的耳部症状。突发性聋的眩晕可有自发性眼震，位置试验阴性。如位置试验阳性不除外并发 BPPV。

（二）中枢性疾病

1. 颅内病变　顾名思义，中枢性发作性位置性眩晕（central paroxysmal positional vertigo，CPPV）是中枢源性的发作性位置性眩晕。为了避免误诊为 BPPV 的 CPPV，鉴别恶性眩晕尤为重要。常见病变部位为第四脑室背外侧部、小脑背侧蚓部、小脑小结叶和舌叶等（表 7-4）。

表 7-4　中枢性位置性眩晕的要点

病史	短暂或持续性眩晕；由头位改变而诱发；单次发病较复发多见
临床检查	Dix-Hallpike 检查及悬头位位置试验：不同体位引发眼震方向不同，一般无潜伏期。双侧多见，纯下跳或下跳＋扭转多见，扭转向背地侧多见，持续时间多<30s 滚转试验：双侧水平向眼震、背地性多见，持续时间多>1min。固视抑制失败。反复诱发无疲劳性。复位无效
病理生理学	前庭神经核或小脑蚓部病变 耳石信息的中枢处理出现异常
辅助检查	神经科查体异常，头颅影像学异常
治疗	神经科治疗原发病

鉴别 BPPV 和 CPPV 的最可靠指标是眼震方向。在进行位置试验检查时仔细观察眼震方向非常重要，在 Dix-Hallpike 试验时，后半规管 BPPV 总是诱发出旋转性（带有微小的垂直成分）眼震，同样外半规管 BPPV 总是诱发出水平向眼震。对于 BPPV，眼震与被激活的半规管作用平面是一致的。如果出现不典型

眼震，尤其单纯垂直眼震，要考虑中枢性病变。

BPPV 的某一项特征，如眼震的潜伏期、持续时间和发生过程等也可能出现于 CPPV，但中枢病变的眼震不可能与 BPPV 完全相似。对于以下特征要格外小心：①眼动表现扫视样跟踪或扫视辨距不良等；②垂直向下的眼震；③没有潜伏期；④眼震表现为持续性而非阵发性；⑤位置试验结束坐起后一般无逆转眼震或出现上跳性眼震；⑥反复诱发试验眼震没有疲劳性；⑦眼震和头晕或者眩晕的主观感受不相符；⑧通常只要保持头处在诱发位，中枢性位置性眼震就会持续存在，不会因为重复性位置试验而减弱；⑨固视抑制常失败，甚至固视时眼震增强，手法复位无效。

另一个鉴别 CPPV 和 BPPV 的特征是前者病程呈单向性，无多次缓解及复发的长期病史（偏头痛除外）。有其他神经科查体的异常及头颅影像学异常。当仅有中枢性位置性眼震却无眩晕的类似孤立性病变，且影像学检查结果为阴性时，通常无法给出确切诊断。应注意多数健康人在非注视时，也会出现某种程度的位置性眼震。

2. 前庭性偏头痛 前庭性偏头痛（vestibular migraine，VM）因其发作形式多样被称为"变色龙"。几乎可以涵盖所有常见的头晕形式。其偏头痛发病年龄相对年轻，多反复发作 10 年以上，中年后出现头晕，但头痛可能逐渐减轻。头痛可与头晕伴发，或仅表现头晕。头晕常会由于头位变化而加重，偶尔会表现为单纯位置性眩晕急性持续发作。有时 VM 眩晕的某次发作起始于自发性眩晕，后转变为位置性眩晕。眩晕单次发作可能仅持续几秒或者随头部某位置的维持而一直持续。伴有位置性眼震的眩晕症状发作持续时间可以从数分钟至数天不等。

VM 的复发通常较 BPPV 更频繁。前庭性偏头痛最常见的特点为低频低速持续眼震。所以如果遇到以下特征的患者，要警惕可能是 VM，而不是单纯的 BPPV 反复发作。病史 2～3 天、年龄 30～40 岁、低频低速持续眼震、无互换性眼震出现。VM 和 BPPV 的鉴别除了眼震的持续时间以及眼震的类型，还有就是对于复位的疗效。复位治疗偏头痛位置性眩晕应该无效。VM 可有听觉症状，包括耳鸣或双侧对称性高频为主的听力下降，一般无明显进展。伴随症状有畏声、畏光、视觉先兆等。这些表现也有助于与 BPPV 相鉴别。另外，还要警惕在复位过程中患者过度紧张和头晕严重，而诱发 VM。而且还有 VM 继发 BPPV 的存在，也是反复发作的 BPPV 的原因之一。

3. 颈性眩晕 颈性眩晕患者常伴有颈痛、枕部头痛。局部压痛可诱发头晕。无耳聋，可有耳鸣。一般有颈部挥鞭样损伤史，少数有其他颈部病变。体检可见转头时诱发眼震，振动颈背部肌肉诱发头晕和眼震（非特异性）。诊断颈性眩晕,除了明确的颈椎病变压迫血管神经外,多无客观可靠依据,主要以排除为主。

4. 其他原因的位置性眩晕

(1)酒精中毒性位置性眩晕:因酒精与迷路疾病的密切关系,该病的诊断不难。患者在饮酒 30min 后,仰卧位和向任一侧转头时均可立即出现眼震,眼震呈水平向,朝向位置低的一侧耳。当患者向对侧转头时,眼震方向相反,但仍然朝向位置低的一侧耳。这一初始反应在饮酒数小时后随着酒精量的耗损而减弱,取而代之的是约 2h 的静息期。然后位置性眼震重新出现,并朝向相反的方向,即侧卧时朝向上方耳。酒精性位置性眩晕产生的原因可能是酒精的比重较轻,进入及离开内淋巴和壶腹帽的速率不同,导致初期壶腹帽比内淋巴轻,随后又比内淋巴重。虽然位置性酒精性眼震特点和 BPPV 类似,但是患者通常有饮酒史,鉴别起来还是相对容易。

最近比较新的有关轻嵴帽现象,和酒精性位置性 I 型眼震机制相似。酒精只是众多毒性物质中的一种,其他物质(如尼古丁和某些药物)均可因影响到外周或中枢前庭功能而引发各种不同类型的眼震。严重的酒精中毒可能伴有中枢结构和功能损害而出现凝视性眼震或下向眼震甚至意识障碍。

(2)外淋巴漏:外淋巴漏患者可能在变动头位后引发眩晕。由咳嗽、喷嚏和举重物等 Valsalva 动作引发的眩晕和眼震是外淋巴漏的较为典型的临床特征,还伴有耳鸣、听力损失。颞骨高分辨率 CT 可发现镫骨异常。中耳鼓室探查瘘管试验阳性。

(3)前庭阵发症或第Ⅷ对脑神经血管压迫症:Brandt 和 Dieterich 推荐的诊断标准如下。

1)短暂而频繁的持续数秒至数分钟的旋转性或复发性眩晕。

2)特殊头位可致发作频繁,改变头位可减少发作持续时间。

3)持续的或者发作间歇期的听力下降以及耳鸣。

4)可以检测到听力损失或者前庭功能障碍。

5)抗癫痫药物(如卡马西平)对控制症状有效。神经血管交叉性压迫可致第Ⅷ对脑神经入颅区域局部脱髓鞘改变,其机制类似于三叉神经痛。

(4)巨球蛋白血症\甘油摄入和胺碘酮中毒:有个案报道位置性眩晕和眼震与巨球蛋白血症、甘油摄入及胺碘酮中毒相关。

(5)前半规管裂综合征:是由强声刺激或外耳道加压、咳嗽、擤鼻等诱发的眩晕。前庭功能检查可见垂直-旋转性眼震,听力学检查可出现低频为主的传导性听力损失。高分辨率颞骨 CT 可发现前半规管缺损。

鉴别诊断时主要依靠详细的病史询问,以及对各种需要鉴别的疾病的特点熟练掌握，对于变位试验出现假阴性的因素要及时排除。根据 Eward 定律，位置试验时兴奋性刺激较抑制性刺激强。但是部分不典型患者可能坐起较躺下引起的头晕更严重。与不典型 BPPV 相鉴别的疾病多伴有其他典型表现，根据其他体征一般可以鉴别。总而言之，BPPV 是一种常见且是治疗效果非常好的疾病，对于怀疑患该病者，可以先进行实验性治疗，如果反复治疗效果不好，需要及时进行其他检查。同时对于头晕不能采取一元化解释，有些患者是多种疾病共同导致的结果，这些都会帮助接诊医师最大限度地减少 BPPV 漏诊。

（刘艳丽　宋海涛）

第八章

治　疗

第一节　概　述

　　BPPV 治疗的历史：早期认为该病病变位于迷路，因此治疗重点在整个前庭的失传入治疗，后来逐渐认识到病变局限在后半规管，并且了解到相关解剖。Gacek 提出了单神经切断，效果很好，但是手术的难度很大。随后，随着管结石症学说的提出，以及 Money 和 Scott 对单个半规管失能的功能认识，Parties 提出了后半规管填塞术。1980 年 Brandt 和 Daroff 提出了体位疗法；1985 年的 Semont 管结石解脱法。1993 年 Epley 提出的管结石复位，又称微粒复位法。1997 年 Herdman 等提出的改良 Epley 手法复位。后来又有了 Lempert 手法复位，又称 360°翻滚复位及 Epley360°翻滚复位。1998 年 Gufoni 等报道了 Gufoni 手法复位，用于外半规管 BPPV 的治疗。之后陆续出现了改良 Semont 复位、Sham 复位、乳突振荡法、强迫体位法、Brandt-Daroff 习服训练法及简易直立位快速摇头治疗法等。因为疗效显著，手法复位治疗现已成为主要治疗手段。复位治疗的效果主要取决对患侧的正确判断，管结石症比嵴帽结石症效果更好，一般眼震持续时间越长复位效果越差。

　　目前，Semont 复位、改良 Semont 复位、Epley 复位、改良 Epley 复位、Gufoni 复位、李氏复位等应用较为广泛。所有这些方法的依据都是基于 BPPV 是由于半规管内漂动的耳石引起。

　　治疗原则就是通过各种不同手段，使离开椭圆囊在半规管中漂动或黏附于嵴帽的耳石重新回到椭圆囊或在半规管中分散，从而达到缓解眩晕/头晕的目的。

（刘艳丽　宋海涛）

第二节　手法复位治疗

　　BPPV 首选的治疗方法是根据相应半规管选择适当的手法复位（表 8-1）。

但由于 BPPV 具有一定的自限性，即便不治疗，绝大多数患者可以自愈，笔者强调不应勉强患者进行手法复位。如果患者有手法复位禁忌证，可酌情使用仪器复位。如果患者无法耐受复位，可以保持静卧，等待自愈，此时可酌情使用抗眩晕药物。如果复位效果不佳，建议回家做适当的康复训练，定期复查。

表 8-1　BPPV 复位方法的选择

疾病名	复位方法的选择
后半规管 BPPV	首选相应侧别的 Epley 复位手法 对于有颈椎病患者采用 Sermont 复位手法
外半规管管结石症	首选 360° 翻滚复位手法 次选 Gufoni 复位手法
外半规管嵴帽结石症	采用 360° 翻滚复位或 Gufoni 复位手法，辅以乳突振荡及患者强迫体位
前半规管 BPPV	首选 Yagovino 复位或李氏复位手法 次选反向 Epley 复位手法
多半规管 BPPV	原则上按相应半规管 BPPV 复位手法治疗所有患病半规管，若治疗方法存在冲突，先治疗症状重的半规管

1. 后半规管 BPPV 的复位方法　典型的后半规管 BPPV 可以选择 Epley 复位，也可以选择 Semont 复位。从机制上来说两者效果无差别，但是因为操作者的自身经验不同，实际操作中可能会出现偏差。后半规管管结石症一般复位效果好，单次有效率普遍超过 80%，后半规管嵴帽结石症的复位效果相对不佳。

2. 外半规管 BPPV 的复位方法　外半规管管结石症首选 360° 翻转复位法，也可以选择 Gufoni 复位。目前外半规管嵴帽结石症的治疗效果不佳。可以先尝试 360° 翻转复位法，一般 20%～30% 有效；如果无效，可以选择患侧乳突区反复叩击，数分钟后再次尝试，有的患者经过叩击，转成管结石症，可以继续使用 360° 翻转复位法完成治疗。也可以选择 Gufoni 复位，如果有效（持续离地眼震转成短暂向地眼震），可以继续使用 360° 翻转复位法完成治疗。如果无效，建议患者回家做习服训练，定期复查。

3. 前半规管 BPPV 的复位方法　前半规管 BPPV 复位手法较多，多恰恰意味着多数手法复位效果不佳。一般早期多选择反向 Epley 法或者反向 Semont 复位手法，也可以选择 Kim 法。可是这两三种手法复位的前提是必须准确判断病变侧别，而前半规管 BPPV 侧别判断较困难。2009 年之后大家逐渐选择 Yacovino 法来治疗前半规管结石症，此方法优点在于不需要确定病变侧别。

4. 多半规管 BPPV 的复位方法 确诊的多半规管 BPPV 的复位手法选择因人而异。一般可以先复位一个半规管，然后再复位下一个半规管。不同半规管的复位可以同期进行，也可以分期进行。先复位半规管的选择依据个人经验不同而定。一般建议先复位患者症状较重的管，如对于后半规管合并外半规管患者可以先治疗外半规管。因为外半规管 BPPV 可在多种体位情况下诱发症状，对患者工作和生活影响较大，而后半规管 BPPV 即使不治疗，患者也能找到不诱发症状的姿势。

（彭 好 王利一）

第三节 手 术 治 疗

15%～20% 的 BPPV 患者会发展成反复发作的顽固性眩晕，但多数前庭康复治疗有效。而外科手术只适用于治疗复位 6 个月以上无效、生活工作被严重干扰、强烈要求手术的 BPPV 患者。可考虑行半规管阻塞术、经中耳后壶腹神经切断术，经临床证实其对后半规管 BPPV 具有永久性的疗效。

1972 年，Gracek 报道了第一例单孔神经切断术，其后研究显示该手术的眩晕缓解率可达 77%～88%，致聋率为 9%。手术方式主要是选择性切断前庭下神经中支配后半规管的分支，从内耳道后方至后半规管壶腹部之间的单孔处切断神经分支。1990 年，Parnes 和 MaClure 首次报道了后半规管阻塞术，后续报道其缓解率可达 100%，而致聋率下降到 1.8%。手术方式为经乳突，暴露后半规管，磨除后半规管骨质至薄骨板，去除部分骨板，填塞骨粉及医用生物胶。术后部分患者有暂时的听力下降，一般很快就恢复。随着医师手术技术的提高，永久性听力损失的比例愈来愈低。

（刘艳丽 宋海涛）

第四节 复位后残存头晕

BPPV 经相应的手法复位治疗，绝大多数患者眩晕症状消失。然而，部分患者在手法复位后仍有残存头晕（residual dizziness，RD），表现为非旋转性头晕、行走不稳、漂浮感等，症状持续存在或头位改变时出现，不伴眩晕和眼震。RD 的存在对患者，特别是老年患者的生活造成了诸多困扰。

残存头晕的发病率统计数据不同。残存头晕总体发病率为 13%～61%。发病率与诊断标准及统计时间密切相关，特别是统计时间，如果复位成功次日统计，发病率很高，一周后统计，发病率明显下降。

一、发生机制及相关因素

（一）发生机制

残存头晕的发生机制尚不明确，目前可能的机制有：

1. 由于复位不彻底，半规管内仍残存微量的耳石碎片，引起轻微眩晕，但不足以偏离壶腹嵴帽，不能激发明显眼震。这一机理目前主流观点认为是主观性 BPPV 的发病机理，而不是残存头晕。主观性 BPPV 与残存头晕的主要区别在于头晕是否和体位相关。

2. BPPV 患者复位后椭圆囊功能紊乱，或合并其他中枢或周围性前庭功能障碍疾病。目前有研究发现伴有残存头晕的患者 oVEMP 异常比例明显增高，特别是复位成功后一周之内。所以可能复位成功 1 周内出现的残存头晕与椭圆囊功能没有恢复有关。

3. BPPV 患者常伴有精神心理障碍，如焦虑、抑郁情绪，可以短期加重 BPPV 患者复位后的不稳感。目前很多研究发现残存头晕与精神因素有关，特别是残存头晕超过 1 周的患者。

4. 由于管结石复位后需要更长时间的中枢适应导致延迟恢复。针对这一观点目前缺乏直接证据，更多的研究发现通过使用促进中枢代偿的药物，有可能加速残存头晕的消失。

目前主流的观点认为残存头晕最主要的原因可能是因为短暂的眩晕发作诱发的焦虑状态。

（二）相关因素

关于残存头晕的相关因素的研究很多，结果也多有矛盾。一般认为，年龄、BPPV 持续时间及复位次数和残存头晕的发生有很大关系。老年人更容易出现残存头晕。BPPV 症状持续时间长及复位次数过多都更容易出现残存头晕。

二、治疗

根据残存头晕的不同病因，笔者尝试了不同的有针对性的治疗（表 8-2）。

表 8-2 不同病因残存头晕的推荐治疗

病因	针对治疗	代表性治疗	治疗效果
残留少量耳石碎片	继续复位	Epley 复位手法	有效
椭圆囊功能受损	改善微循环	倍他司汀	有效
焦虑	抗焦虑	氟哌噻吨美利曲辛片	有效
中枢代偿未完成	前庭康复及药物	Brandt-Daroff 习服训练，银杏叶提取物	有效

目前最常用的是抗焦虑药物、改善内耳血液循环药物及前庭康复。抗焦虑药物常用的有依替唑仑及氟哌噻吨美利曲辛片等。改善内耳血液循环药物主要有倍他司汀、银杏叶提取物等。前庭康复最常用的是 Brandt-Daroff 习服训练法，也有用改良 Epley 复位手法及 Cawthorne-Cooksey 法等。

（王利一）

第五节　药 物 治 疗

耳石症的药物治疗可分为复位前及复位后的药物治疗。复位前药物治疗可减轻患者在检查/复位时产生的激惹症状，如盐酸氟桂利嗪。复位后的药物治疗旨在减轻患者的"眩晕残余症状"，改善患者生活质量，降低复发率。复位后残余头晕（residual dizziness，RD）出现率为 36.6%~61%，最常见的残余症状为：头晕（63%），其次为漂浮感（19%）。

一、适应证

哪些 BPPV 患者需要药物治疗？

1. 反复复发的 BPPV 患者　这样的患者可能存在内耳微环境紊乱、内耳供血功能障碍，需要进行相应的药物治疗，降低复发率。

2. 合并其他头晕疾病的患者　BPPV 合并突发性聋/Hunt 综合征/MD 等患者，应给予相应的药物治疗，从而降低 BPPV 的复发率。

3. 老年 BPPV 患者　老年 BPPV 患者其中枢前庭代偿功能低下，给予促进前庭代偿的药物可以降低残余头晕对患者生活带来的影响。

4. 性格细腻敏感、焦虑或更年期的患者　此类患者在复位完成后也可能出现焦虑、害怕引起的位置性眩晕/头晕，在给予心理安慰、前庭康复的同时，必要时也可以给予抗焦虑、镇静药物治疗。

5. 发作到就诊时间间隔较长的患者　BPPV 患者首次发作到首次就诊的时间间隔越长，复位后越容易出现残余头晕。

Faralli 认为，当患者 BPPV 发作并引起双侧前庭张力不平衡时，可诱发一个新的中枢性自适应过程。无法完全溶解的耳石团块在内淋巴中存在的时间越长，这种中枢自适应就越稳固地被建立起来。患者经手法复位后，这种已经相对稳固的中枢自适应需要"艰难"地重新开始"自适应"，这个过程中就可能残留较长时间的头晕症状。因此，为了尽快建立"再适应"，应给予一些促进前庭功能代偿的药物治疗。

二、治疗用药

1. 倍他司汀 倍他司汀为抗组胺类药物,是突触前膜组胺 H_3 受体的强拮抗剂,也是组胺 H_1 受体的弱激动剂,可以松弛内耳的毛细血管前括约肌,还能增加毛细血管通透性,促进细胞外液的吸收,减轻内耳淋巴积水,可以用于治疗眩晕以及各种不同来源的周围性和中枢性前庭疾病。尽管从发病机制来看,倍他司汀等药物并不能使耳石复位,但研究证实倍他司汀能够抑制前庭受体细胞、传入神经元和前庭核神经元活性的增加,联合手法复位使用可以缩短 BPPV 患者的病程,加速缓解其症状。

2. 前列地尔 前列地尔是一种高生物活性物质,具有广泛的生理药理作用,被称为"微循环的硝普钠",主要作用于扩张微血管床、抑制血小板凝集、促进红细胞变形等,从而改善微循环环境,增加机体供血,临床上被广泛应用于治疗心脑血管疾病、糖尿病相关疾病、慢性肾脏疾病、周围动脉闭塞性疾病等。

3. 银杏叶制剂 老年患者多伴有动脉粥样硬化、高血压及糖尿病等基础疾病,大血管情况不容乐观,会间接影响内耳迷路血供循环,内耳血供障碍较为常见。银杏叶制剂是一种中成药,有效成分银杏内酯、银杏总黄酮苷和白果内酯,能够抑制血小板聚集,降低血液黏度,抗血栓形成,消除自由基,并改善微循环血流量及脑细胞代谢功能,增强记忆力、改善睡眠。银杏总黄酮苷和银杏内酯在扩张脑部血液循环时,除直接扩张椎基底动脉外,还可扩张颈内动脉及颈外动脉,通过侧支循环间接增加椎基底动脉供血区脑组织的血流量,达到缓解眩晕症状的作用。银杏叶制剂具有选择性扩张血管功能,缺血区域脑供血在其作用下得到恢复,血压水平却没有降低,防止脑血管痉挛,有效地保护脑组织,促进患者康复。

4. 抗焦虑药 抑郁状态使脑内神经递质(五羟色胺、儿茶酚胺类)等物质的改变,使内耳微循环障碍,影响耳石功能,使 BPPV 症状不能彻底缓解,患者普遍伴有精神状态差,睡眠障碍等症状,影响患者生活质量。

依替唑仑属于苯二氮䓬类抗焦虑药物,需开具精神类药物处方。其抗焦虑作用比地西泮强 3～5 倍,有抗紧张、抗焦虑、抗惊厥、催眠镇静和肌肉松弛特性,长期服用无蓄积作用。依替唑仑用法为 0.5mg,1 次 / 天,睡前服用,服用 2 周。2 周后递减,0.5mg,隔日 1 次,1 周后停药。

5. 钙剂及维生素 D 研究发现,BBPV 患者血清维生素 D 缺乏为 BBPV 一个独立的危险因素。血清 25- 羟基维生素 D 缺乏与 BBPV 的复发有密切相关性。补充钙剂及维生素 D 可降低 BPPV 的复发率。

(张秋颖)

第六节 耳石复位仪的应用

仪器辅助复位是手法复位的有效补充。手法复位的效果令人满意，但受诸多因素限制：①复位手法难以规范化；②复位中颈部扭转会刺激颈部的本体感受器；③在翻转时，患者头、颈、身三者难以协调。使用三维耳石复位仪复位时，患者的头颈和躯干一体变换位置，并采用红外线视频眼罩观察眼震，从而弥补了上述缺陷。多项研究显示，耳石复位仪和手法复位的疗效相似，可作为一种复位治疗选择，适用于手法复位操作困难的患者。

一、仪器辅助 Epley 复位法

1. 右侧后半规管管石症

（1）患者固定在转椅上，检查者于操作台上操作仪器。转椅辅轴顺时针旋转135°，使右侧后半规管与地面垂直，与重力方向一致。

（2）主轴顺时针旋转120°，使头悬垂与水平面呈30°，借助重力作用，使耳石远离壶腹运动，在此位置停留至眼震消失。

（3）辅轴逆时针旋转90°，使头向对侧转90°，即头部位于从中线转到左侧45°位置，使耳石靠近总脚。

（4）然后向对侧转90°，使耳石继续运动跨过总脚位置，此时患者面朝地，偏离仰卧位135°，停留直至眼震消失。

（5）最后恢复坐位，嘱咐患者头前倾20°，使耳石滑落至椭圆囊中。

2. 左侧后半规管管石症

（1）患者固定在转椅上，检查者于操作台上操作仪器。转椅辅轴逆时针旋转135°，使左后半规管与地面垂直，与重力方向一致。

（2）主轴逆时针旋转120°，使头悬垂与水平面呈30°，借助重力作用，使耳石远离壶腹运动，在此位置停留至眼震消失。

（3）辅轴顺时针旋转90°，使头向对侧转90°，即头部位于从中线转到右侧45°位置，使耳石靠近总脚。

（4）然后向对侧转90°，使耳石继续运动跨过总脚位置，此时患者面朝地，偏离仰卧位135°，停留直至眼震消失。

（5）最后恢复坐位，嘱咐患者头前倾20°，使耳石滑落至椭圆囊中。

二、仪器辅助360°翻滚复位法

1. 右侧外半规管管石症

（1）患者固定在转椅上，检查者于操作台上操作仪器。

（2）患者由坐位转至仰卧位。

（3）快速向左侧转90°，观察直至眼震消失。

（4）再快速向左侧转90°，此时患者面朝下呈俯卧位，观察直至眼震消失。

（5）再次快速向左侧转90°，观察直至眼震消失。

（6）最后恢复坐位。

2. 左侧外半规管管石症

（1）患者固定在转椅上，检查者于操作台上操作仪器。

（2）患者由坐位转至仰卧位。

（3）快速向右侧转90°，观察直至眼震消失。

（4）再快速向右侧转90°，此时患者面朝下呈俯卧位，观察直至眼震消失。

（5）再次快速向右侧转90°，观察直至眼震消失。

（6）最后恢复坐位。

三、仪器辅助 Gufoni 复位法

1. 右侧外半规管嵴帽结石症

（1）患者固定在转椅上，检查者于操作台上操作仪器。

（2）转椅主轴逆时针旋转90°，使患者迅速右侧侧卧，使耳石从壶腹部游离出来，向右侧外半规管后部移动。

（3）辅轴顺时针旋转45°，此时患者面部朝地，在此位置停留2min并观察。

（4）转椅主轴顺时针旋转90°，辅轴逆时针旋转45°，使患者恢复坐位。此复位方法重复2~3次，观察症状是否消失。

2. 左侧外半规管嵴帽结石症

（1）患者固定在转椅上，检查者于操作台上操作仪器。

（2）转椅主轴顺时针旋转90°，使患者迅速左侧侧卧，使耳石从壶腹部游离出来，向左外半规管后部移动。

（3）辅轴逆时针旋转45°，此时患者面部朝地，在此位置停留2min并观察。

（4）转椅主轴逆时针旋转90°，辅轴顺时针旋转45°，使患者恢复坐位。此复位方法重复2~3次，观察症状是否消失。

四、仪器辅助前半规管 BPPV 复位

1. 右侧前半规管管结石症

（1）患者固定在转椅上，检查者于操作台上操作仪器。

（2）转椅辅轴顺时针旋转45°，使右侧前半规管与地平面垂直，与重力方向一致。

（3）转椅主轴逆时针旋转120°，使耳石移向右侧前半规管中心，此时患者面朝下呈俯卧位，在此位置停留至眼震消失。

（4）转椅主轴继续逆时针旋转120°，使耳石进一步向总脚移动，在此位置停留至眼震消失。

（5）转椅主轴继续逆时针旋转110°，即右侧前半规管背离椭圆囊方向，完成360°旋转，使耳石跨过总脚落入椭圆囊中。

（6）辅轴逆时针旋转45°，使患者恢复正中位。

2. 左侧前半规管管结石症

（1）患者固定在转椅上，检查者于操作台上操作仪器。

（2）转椅辅轴逆时针旋转45°，使左侧前半规管与地平面垂直，与重力方向一致。

（3）转椅主轴顺时针旋转120°，使耳石移向左侧前半规管中心，此时患者面朝下呈俯卧位，在此位置停留至眼震消失。

（4）转椅主轴继续顺时针旋转120°，使耳石进一步向总脚移动，在此位置停留至眼震消失。

（5）转椅主轴继续顺时针旋转110°，即左侧前半规管背离椭圆囊方向，完成360°旋转，使耳石跨过总脚落入椭圆囊中。

（6）辅轴顺时针旋转45°，使患者恢复正中位。

（高　波）

第七节　前庭康复治疗

经典的教科书认为前庭康复主要适用于单侧前庭功能低下，双侧前庭功能低下及良性阵发性位置性眩晕。其中针对 BPPV 的前庭康复手段目前基本归到手法复位治疗，因为耳石复位治疗属于个体化治疗，而我们传统意义上的前庭康复更多属于非个体化治疗。本章重点介绍非个体化的前庭康复治疗在 BPPV 治疗中的应用。非个体化的前庭康复在嵴帽结石症、复位效果不佳的 BPPV 及 BPPV 恢复期等的治疗中值得推荐。

一、前庭康复简介

1. 历史　1945 年，物理治疗师 Cawthorne 和神经内科医师 Cooksey 最早提出了用锻炼的方法治疗前庭疾病，并制订了一系列的练习方案促进中枢代偿和习服。但是此后的二十多年，人们虽然认可锻炼可作为一种治疗选择，却几乎没有进展。直到 20 世纪 70—80 年代，部分论文的发表拓展了前庭代偿的理论，重新引起人们对前庭锻炼的认识。1972 年 McCabe 首次提出前庭锻炼是缓解眩晕最有效的工具。1975 年 Igarashi 等发现经过运动训练的猴子，其眼震的消失比未经运动训练的猴子快。1980 年 Norre 根据前庭习服的理论，提出一种治疗外周前庭疾病的治疗计划。1984 年 Magaret 积极倡导前庭康复的概念，在 Cawthorne 方法的基础上增加了头动练习，有目的地激发眩晕症状。1992 年 Horak 研究发现地西泮等药物可以延缓眩晕的恢复。1995 年 Herdman 发现进行前庭康复训练比普通的肌肉强化运动更有利于眩晕的康复。

2. 前庭康复的机制　单侧前庭功能丧失的功能恢复牵涉多种不同的机制，包括细胞恢复，中枢兴奋性冲动发放率的自发性重建，进而完成前庭的适应、替代以及习服。自然恢复是指前庭神经系统的功能有自然恢复的能力。

（1）适应：健康的前庭系统具有非凡的适应能力，和根据正常发育和衰老变化产生相应幅度代偿反应的能力。前庭系统受损后姿势和凝视稳定恢复的部分，是由于残余功能的前庭系统具有适应能力，也就是说前庭系统神经元具有对输入信息发生长期变化的能力。引起前庭适应的信号包括注视差异以及身体和头部运动，通过有针对性的训练可以引起残余前庭系统的变化，通过提高前庭反应的增益来减少差异。但是尚无机制能够完全补偿丧失的前庭功能。

（2）替代：感觉替代是指通过视觉和深感觉等代替受损前庭系统来维持凝视和姿势控制。这对于严重的双侧前庭功能丧失的患者尤为重要。但是不论视觉和本体感觉多么强大都无法完全替代前庭功能。

（3）习服：习服是反复接触有害刺激后反应性下降的现象。前庭习服是通过特定的运动反复激发症状，导致眩晕症状逐渐减轻。前庭习服训练不适合双侧前庭功能低下的患者。

3. 前庭康复的目的
（1）增强视觉稳定。
（2）增强姿势稳定。
（3）缓解眩晕症状。
（4）恢复生活能力。

二、BPPV 的前庭康复治疗

（一）康复目标

1. 缓解眩晕　在 BPPV 复位治疗出现之前，针对 BPPV 最主要的治疗就是前庭康复治疗，包括 Cawthorne 方法、Brandt-Daroff 习服训练。主要通过习服训练减轻患者的症状，早期认为治疗机制是中枢适应机制。

2. 促进黏附的耳石松动溶解 目前 Cawthorne 方法在 BPPV 的治疗中几乎不再使用，Brandt-Daroff 习服训练主要用来治疗各种治疗效果不佳的嵴帽结石症患者。目前认为这类患者从椭圆囊耳石膜上脱落的耳石碎片进入半规管，黏附在壶腹嵴帽上。通过习服治疗，可让黏附的耳石碎片松动脱落，变成管结石症，便于下一步治疗。

3. 促进姿势控制 很多 BPPV 患者经过耳石复位治疗后，体位改变诱发的眩晕消失，但是仍然存在姿势不稳的症状，这个时候通过特定的前庭锻炼，增加姿势稳定性。

（二）适用情况

1. 各种治疗效果不佳的嵴帽结石症患者 嵴帽结石症患者由于脱落的耳石碎片黏附在半规管壶腹嵴上，导致耳石复位效果不佳。只有少部分患者经过耳石复位治疗眼震消失。针对这一类患者，特别是反复治疗效果不佳的患者，可以采用 Brandt-Daroff 习服治疗。一方面，反复习服刺激，有可能使黏附的耳石碎片掉落到半规管中；另一方面，即使耳石碎片仍然黏附在壶腹嵴上，由于反复刺激，产生中枢适应，患者的眩晕减弱，提高生活质量。一般建议患者在家里自行习服训练。一周后门诊复查，如果眼震及症状完全消失，宣告治疗成功。如果仍有眼震，但是眼震变成管结石症眼震，继续耳石复位治疗。如果眼震没有明显变化，继续习服训练，可以酌情辅助药物治疗。

2. 各种治疗效果不佳、怀疑耳石栓塞的患者 诊断管结石但是反复复位无效的患者，推测失败的原因很多，比如半规管先天性狭窄，耳石碎片聚集形成的团块过大，无法通过半规管回到椭圆囊，甚至诊断错误等。不管是半规管狭窄还是耳石团块太大，都可以通过习服训练，将较大的耳石团块变小，以期达到较好的后续治疗效果。

3. 复位成功后的残存头晕患者 有些 BPPV 患者经过耳石复位治疗或者未经治疗，位置性眼震消失，但是仍然存在持续头晕，姿势不稳的感觉，这种情况我们称之为残存头晕。早期认为可能的原因有仍有少量耳石碎片存在半规管内；椭圆囊功能受损，前庭系统功能不平衡不能代偿；心理因素等。所以尝试使用药物及前庭康复促进代偿，尽快缓解症状。目前多认为这一症状可能主要与眩晕导致的焦虑有关，提倡心理安慰治疗或者抗焦虑药物治疗。鉴于很多患者拒绝接受焦虑这一诊断及治疗，前庭康复治疗除了促进代偿之外，也可以起到安慰治疗的效果，临床上酌情选用。

4. 因各种原因无法接受耳石复位治疗、病程较长的患者 BPPV 是一个自愈性疾病，即使不来医院做耳石复位治疗，大多数也可以自愈。也有些患者到医院以后，无法耐受检查或者治疗。这类患者可以在家里找一个不诱发晕的姿势,等待自愈。但是如果症状持续时间较久仍然没有自愈,又不能及时到医院复位,可以在家里尝试习服训练,加快症状的消失。

(三)BPPV 患者的治疗流程

BPPV 患者的治疗流程如图 8-1 所示。

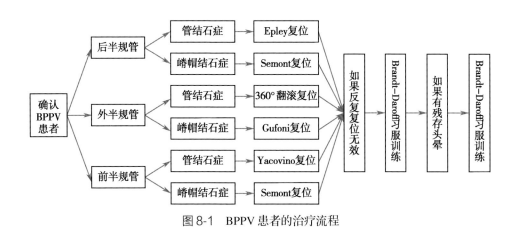

图 8-1 BPPV 患者的治疗流程

前庭康复治疗不是 BPPV 治疗的一线选择,只是有效补充。嵴帽结石症及治疗效果不佳的管结石症以及残存头晕均可选择前庭康复治疗。

三、病例分析

【简要病史】 中年女性,突发眩晕持续数小时。患者主诉晨起突发眩晕,与体位相关,左右翻身、坐起躺下均可诱发,视物旋转,每次持续 1min 左右。无听力下降,无耳聋耳鸣,无头痛。无前驱感冒病史。既往可疑 BPPV 病史,每次均在起床的时候发作。

查体未见自发性眼震,临床甩头试验阴性。位置试验诊断轻嵴帽。

【诊疗经过】

1. 首诊 患者前庭功能检查及治疗情况如图 8-2 所示。因为复位无效,建议患者回家做 Brandt-Daroff 习服训练。

2. 1 周后复诊 复查前庭功能,发现康复治疗有效,患者转变成外半规管管结石症,给予 360° 翻滚复位治疗,效果显著(图 8-3)。

3. 2 周后复诊 复查前庭功能,发现患者完全恢复正常(图 8-4)。

1. 自发性眼震：　　　　　　　　（－）
2. 扫视试验：
3. 凝视试验：

4. 平稳跟踪试验：

5. 视动性眼震试验：

6. 位置试验：

Dix–Hallpike	右悬头位	左悬头位	右复坐位	左复坐位	深悬头位
眼震	←	（－）	（－）	（－）	（－）
是否伴眩晕	（－）	（－）	（－）	（－）	（－）

NP在左侧
左>右
>2min

滚转试验	右转头	右侧卧	坐躺	左转头	左侧卧	头低位
眼震	←	←	←	→	→	→
是否伴眩晕	（＋）	（＋）	（＋）	（＋）	（＋）	（＋）

7. 温度试验：

	眼震方向	Vmax（°/s）	Vmax（减自发眼震）	固视抑制
RC（24℃）				
LC（24℃）				
RW（50℃）				
LW（50℃）				

UW=　　　　　（<25%）　GA（DP）=　　　　　　　（<30%）

8. 平衡台试验
9. 头脉冲试验
印象：　　　可疑左侧外半规管轻嵴帽
　　　　　　复位无缓解
　　　　　　建议复查

　　　　　　　　　　　　　　　　　　　　　　　检查者：
　　　　　　　　　　　　　　　　　　　　　　　报告时间：2020/5/29

图 8-2　首诊前庭功能检查报告

1. 自发性眼震：　　　　　　　　（－）
2. 扫视试验：
3. 凝视试验：

4. 平稳跟踪试验：

5. 视动性眼震试验：

6. 位置试验：

Dix–Hallpike	右悬头位	左悬头位	右复坐位	左复坐位	深悬头位
眼震	←	（－）	（－）	（－）	（－）
是否伴眩晕	（－）	（－）	（－）	（－）	（－）

左>=右
<1min

滚转试验	右转头	右侧卧	坐躺	左转头	左侧卧	头低位
眼震	←	←	←	→	→	（－）
是否伴眩晕	（＋）	（＋）	（＋）	（＋）	（＋）	（－）

7. 温度试验：

	眼震方向	Vmax（°/s）	Vmax（减自发眼震）	固视抑制
RC（24℃）				
LC（24℃）				
RW（50℃）				
LW（50℃）				

UW=　　　　　（<25%）　GA（DP）=　　　　　　　（<30%）

8. 平衡台试验
9. 头脉冲试验
印象：　　　左侧外半规管BPPV
　　　　　　复位，缓解

　　　　　　　　　　　　　　　　　　　　　　　检查者：
　　　　　　　　　　　　　　　　　　　　　　　报告时间：2020/6/8

图 8-3　1周后复查前庭功能检查报告

1. 自发性眼震： （－）
2. 扫视试验：
3. 凝视试验：

4. 平稳跟踪试验：

5. 视动性眼震试验：

6. 位置试验：

Dix-Hallpike	右悬头位	左悬头位	右复坐位	左复坐位	深悬头位
眼震	（－）	（－）	（－）	（－）	（－）
是否伴眩晕	（－）	（－）	（－）	（－）	（－）

滚转试验	右转头	右侧卧	坐躺	左转头	左侧卧	头低位
眼震	（－）	（－）	（－）	（－）	（－）	（－）
是否伴眩晕	（－）	（－）	（－）	（－）	（－）	（－）

7. 温度试验：

	眼震方向	Vmax（°/s）	Vmax（减自发眼震）	固视抑制
RC（24℃）				
LC（24℃）				
RW（50℃）				
LW（50℃）				

UW=　　　（<25%）　GA（DP）=　　　　（<30%）

8. 平衡台试验
9. 头脉冲试验
印象： 位置试验未见异常

检查者：
报告时间：2020/6/15

图8-4 2周后复查前庭功能检查报告

【总结】 轻嵴帽现象是近几年学界关注比较多的一种现象。主要特征是症状符合 BPPV，位置试验在进行滚转试验的时候诱发出持续性向地性眼震，有眼震消失平面。临床上我们观察到所有的轻嵴帽患者复位无效。因为目前国际上针对轻嵴帽推测的发病机制主要是较轻的脱落耳石碎片粘在嵴帽上，所以习服训练应该有效。结合该病例情况，选择 Brandt-Daroff 习服训练。1 周后复查，诱发出的眼震符合外半规管管结石症，考虑经过 Brandt-Daroff 习服训练，粘在嵴帽上的耳石碎片脱落进入管腔，此时患者对 360°翻滚复位治疗的敏感性提高，临床实践也证实了这一点。因此，针对轻嵴帽患者，可以选择 Brandt-Daroff 习服训练。

（王利一）

第九章

预　防

几乎每一个复位成功的患者都会问医生两个问题——"医生我还会复发吗？""如果还会复发，能预防吗？"医生目前能够给出的答案是，很有可能复发；什么时候会复发，为什么会复发仍然是未知数，所以目前没有办法预防。医生和科研人员正针对可能的复发原因进行有针对性治疗，希望能够找到行之有效的预防措施，从而减少复发。

很多患者复位成功过后一直坚持强迫体位，避免患侧卧位，希望能减少复发，这是没有意义的。流行病学调查结果表明，不是每一次复发都与上一次发作的侧别甚至受累半规管是一致的。复位成功后医生不应建议患者长期强迫体位，因为长期强迫体位只会严重影响患者的生活质量。

老年人耳石脱落主要是老化导致的前庭器官退行性改变，因此，很多医师会建议患者复位成功后长期服用改善大脑微循环的药物，比如倍他司汀、银杏叶提取物及营养神经类药物。目前没有证据表明长期服用这些药物可以预防复发。

近几年研究发现 BPPV 和机体钙离子代谢相关。因为耳石的主要成分就是碳酸钙，如果机体钙离子代谢出现异常，就有可能影响耳石。这就是老年女性 BPPV 患者偏多的一个可能因素。BPPV 与骨质疏松、低钙血症及维生素 D 缺乏相关。近年来有学者初步研究发现补充维生素 D 可以减少 BPPV 的复发。

有些医师会建议患者复位成功后长期做习服训练，从而减少复发。目前基础研究结果显示，正常人每天应该都有少量的耳石碎片脱落下来，少量的耳石碎片不进入半规管，但很快被内淋巴溶解吸收，不引起症状。如果因为某些原因导致耳石碎片短期内脱落较多，超过溶解的速度，睡眠时进入半规管，聚集成块，那么当体位改变时，就会引起内淋巴移动，诱发眩晕。所以诱发眩晕有两个必要因素：一是耳石脱落较多；另一个是聚集成块。目前我们针对脱落较多尚无更好的方法，但是我们可以想办法避免耳石碎片聚集成块。有研究发现长期卧床的患者更易患病，而经常做家务的人不易患病。所以我们建议 BPPV 患者复位成功后，每天坚持适当的身体锻炼，多晒太阳，可以预防发作。

（王利一）

参 考 文 献

[1] HULLAR T E, DELLA S C, HIRVONEN T, et al. Responses of irregularly discharging chinchilla semicircular canal vestibular-nerve afferents during high-frequency head rotations [J]. J Neurophysiol, 2005, 93(5): 2777-2786.

[2] ROYL G, PLONER C J, MOCKEL M, et al. Neurological chief complaints in an emergency room[J]. Nervenarzt, 2010, 81(10): 1226-1230.

[3] NEUHAUSER H K. Epidemiology of vertigo[J]. Curr Opin Neurol, 2007, 20(1): 40-46.

[4] NEUHAUSER H K, LEMPERT T. Vertigo: epidemiologic aspects[J]. Semin Neurol, 2009, 29(5): 473-481.

[5] LEMPERT T, NEUHAUSER H. Epidemiology of vertigo, migraine and vestibular migraine [J]. J Neurol, 2009, 256(3): 333-338.

[6] NEUHAUSER H K, RADTKE A, VON BREVERN M, et al. Burden of dizziness and vertigo in the community[J]. Arch Intern Med, 2008, 168(19): 2118-2124.

[7] NEUHAUSER H K, VON BREVERN M, RADTKE A, et al. Epidemiology of vestibular vertigo: a neurotologic survey of the general population[J]. Neurology, 2005, 65(6): 898-904.

[8] DAVIS A M P. The epidemiology of hearing and balance disorders[M]//LUXON LM F J M A. Textbook of audiological medicine. London: Martin Dunitz, 2003: 89-99.

[9] ZHU R T, VAN ROMPAEY V, WARD B K, et al. The interrelations between different causes of dizziness: a conceptual framework for understanding vestibular disorders[J]. Ann Otol Rhinol Laryngol, 2019, 128(9): 869-878.

[10] 中华耳鼻咽喉头颈外科杂志编辑委员会, 中华医学会耳鼻咽喉头颈外科学分会. 良性阵发性位置性眩晕诊断和治疗指南(2017)[J]. 中华耳鼻咽喉头颈外科杂志, 2017, 52(03): 173-177.

[11] OGHALAI J S, MANOLIDIS S, BARTH J L, et al. Unrecognized benign paroxysmal positional vertigo in elderly patients[J]. Otolaryngol Head Neck Surg, 2000, 122(5): 630-634.

[12] KARLBERG M, HALL K, QUICKERT N, et al. What inner ear diseases cause benign paroxysmal positional vertigo?[J]. Acta Otolaryngol, 2000, 120（3）: 380-385.

[13] TURK B, AKPINAR M, KAYA K S, et al. Benign paroxysmal positional vertigo: comparison of idiopathic BPPV and BPPV secondary to vestibular neuritis[J]. Ear Nose Throat J, 2019: 583242498.

[14] CHEN G, LI Y, SI J, et al. Treatment and recurrence of traumatic versus idiopathic benign paroxysmal positional vertigo: a meta-analysis[J]. Acta Otolaryngol, 2019, 139（9）: 727-733.

[15] Imai T, Ito M, Takeda N, et al. Natural course of the remission of vertigo in patients with benign paroxysmal positional vertigo[J]. Neurology, 2005, 64（5）: 920-921.

[16] DIX M R, HALLPIKE C S. The pathology symptomatology and diagnosis of certain common disorders of the vestibular system[J]. Proc R Soc Med, 1952, 45（6）: 341-354.

[17] SPOENDLIN H. Structural properties of the vestibular receptors[J]. Schweiz Arch Neurol Neurochir Psychiatr, 1965, 96（2）: 219-230.

[18] SPOENDLIN H H, SCHUKNECHT H F, GRAYBIEL A. Ultrastructure of the otolith organs in squirrel monkeys after exposure to high levels of gravitoinertial force[J]. Aerosp Med, 1965, 36: 497-503.

[19] FLOCK A, JORGENSEN J M, RUSSELL I J. Passive electrical properties of hair cells and supporting cells in the lateral line canal organ[J]. Acta Otolaryngol, 1973, 76（2）: 190-198.

[20] FLOCK A, RUSSELL I. Efferent nerve fibres: postsynaptic action on hair cells[J]. Nat New Biol, 1973, 243（124）: 89-91.

[21] FLOCK A, RUSSELL I J. The post-synaptic action of efferent fibres in the lateral line organ of the burbot Lota lota[J]. J Physiol, 1973, 235（3）: 591-605.

[22] HUDSPETH A J. The hair cells of the inner ear. They are exquisitely sensitive transducers that in human beings mediate the senses of hearing and balance. A tiny force applied to the top of the cell produces an electrical signal at the bottom[J]. Sci Am, 1983, 248（1）: 54-64.

[23] HUDSPETH A J. Mechanoelectrical transduction by hair cells in the acousticolateralis sensory system[J]. Annu Rev Neurosci, 1983, 6: 187-215.

[24] HALL S F, RUBY R R, MCCLURE J A. The mechanics of benign paroxysmal vertigo[J]. J Otolaryngol, 1979, 8（2）: 151-158.

[25] BRANDT T, STEDDIN S. Current view of the mechanism of benign paroxysmal positioning vertigo: cupulolithiasis or canalolithiasis?[J]. J Vestib Res, 1993, 3（4）: 373-382.

[26] EPLEY J M. Canalith repositioning maneuver[J]. Otolaryngol Head Neck Surg, 1994, 111（5）: 688-690.

[27] BALOH R W, JACOBSON K, HONRUBIA V. Horizontal semicircular canal variant of benign positional vertigo[J]. Neurology, 1993, 43(12): 2542-2549.

[28] DEMER J L, OAS J G, BALOH R W. Visual-vestibular interaction in humans during active and passive, vertical head movement[J]. J Vestib Res, 1993, 3(2): 101-114.

[29] BALOH R W, DEMER J L. Optokinetic-vestibular interaction in patients with increased gain of the vestibulo-ocular reflex[J]. Exp Brain Res, 1993, 97(2): 334-342.

[30] STEDDIN S, ING D, BRANDT T. Horizontal canal benign paroxysmal positioning vertigo (h-BPPV): transition of canalolithiasis to cupulolithiasis[J]. Ann Neurol, 1996, 40(6): 918-922.

[31] Schuknecht H F. Cupulolithiasis[J]. Arch Otolaryngol, 1969, 90(6): 765-778.

[32] IMAI T, TAKEDA N, ITO M, et al. 3D analysis of benign positional nystagmus due to cupulolithiasis in posterior semicircular canal[J]. Acta Otolaryngol, 2009, 129(10): 1044-1049.

[33] LIM H J, PARK K, PARK H Y, et al. The significance of 180-degree head rotation in supine roll test for horizontal canal benign paroxysmal positional vertigo[J]. Otol Neurotol, 2013, 34(4): 736-742.

[34] GODHA S, UPADHYAY M A, MUNDRA R K, et al. VEMP: An Objective Test for Diagnosing the Cases of BPPV[J]. Indian J Otolaryngol Head Neck Surg, 2020, 72(2): 251-256.

[35] OYA R, IMAI T, TAKENAKA Y, et al. Clinical significance of cervical and ocular vestibular evoked myogenic potentials in benign paroxysmal positional vertigo: a meta-analysis[J]. Eur Arch Otorhinolaryngol, 2019, 276(12): 3257-3265.

[36] SEMONT A, FREYSS G, VITTE E. Curing the BPPV with a liberatory maneuver[J]. Adv Otorhinolaryngol, 1988, 42: 290-293.

[37] HILTON M P, PINDER D K. The Epley(canalith repositioning)manoeuvre for benign paroxysmal positional vertigo[J]. Cochrane Database Syst Rev, 2014(12): D3162.

[38] EPLEY J M. The canalith repositioning procedure: for treatment of benign paroxysmal positional vertigo[J]. Otolaryngol Head Neck Surg, 1992, 107(3): 399-404.

[39] PARNES L S, PRICE-JONES R G. Particle repositioning maneuver for benign paroxysmal positional vertigo[J]. Ann Otol Rhinol Laryngol, 1993, 102(5): 325-331.

[40] STRUPP M, BRANDT T. Diagnosis and treatment of vertigo and dizziness[J]. Dtsch Arztebl Int, 2008, 105(10): 173-180.

[41] SOTO V A, BARTUAL M J, SANTOS P S, et al. Benign paroxysmal vertigo: a comparative prospective study of the efficacy of Brandt and Daroff exercises, Semont and Epley maneuver

[J]. Rev Laryngol Otol Rhinol(Bord), 2001, 122(3): 179-183.

[42] HELMINSKI J O, ZEE D S, JANSSEN I, et al. Effectiveness of particle repositioning maneuvers in the treatment of benign paroxysmal positional vertigo: a systematic review[J]. Phys Ther, 2010, 90(5): 663-678.

[43] AMOR-DORADO J C, BARREIRA-FERNANDEZ M P, ARAN-GONZALEZ I, et al. Particle repositioning maneuver versus Brandt-Daroff exercise for treatment of unilateral idiopathic BPPV of the posterior semicircular canal: a randomized prospective clinical trial with short- and long-term outcome[J]. Otol Neurotol, 2012, 33(8): 1401-1407.

[44] FORD-SMITH C D. The individualized treatment of a patient with benign paroxysmal positional vertigo[J]. Phys Ther, 1997, 77(8): 848-855.

[45] DAI Q, CHEN Q, YIN L, et al. The long-term follow-up of 61 horizontal canal BPPV after Gufoni and Barbecue maneuver: a prospective study[J]. Acta Otolaryngol, 2020, 140(6): 463-466.

[46] CHEN L C. 540 degrees versus 360 degrees barbecue rotation for HSC-canalithiasis[J]. J Vestib Res, 2018, 28(5-6): 425-429.

[47] VAN DEN BROEK E M, VAN DER ZAAG-LOONEN H J, BRUINTJES T D. Systematic review: efficacy of Gufoni maneuver for treatment of lateral canal benign paroxysmal positional vertigo with geotropic nystagmus[J]. Otolaryngol Head Neck Surg, 2014, 150(6): 933-938.

[48] FIFE T D. Recognition and management of horizontal canal benign positional vertigo[J]. Am J Otol, 1998, 19(3): 345-351.

[49] FU W, HAN J, CHANG N, et al. Immediate efficacy of Gufoni maneuver for horizontal canal benign paroxysmal positional vertigo(HC-BPPV): a meta-analysis[J]. Auris Nasus Larynx, 2020, 47(1): 48-54.

[50] YANG X, LING X, SHEN B, et al. Diagnosis strategy and Yacovino maneuver for anterior canal-benign paroxysmal positional vertigo[J]. J Neurol, 2019, 266(7): 1674-1684.

[51] SHAIA W T, ZAPPIA J J, BOJRAB D I, et al. Success of posterior semicircular canal occlusion and application of the dizziness handicap inventory[J]. Otolaryngol Head Neck Surg, 2006, 134(3): 424-430.

[52] PARNES L S, MCCLURE J A. Posterior semicircular canal occlusion for intractable benign paroxysmal positional vertigo[J]. Ann Otol Rhinol Laryngol, 1990, 99(5 Pt 1): 330-334.

[53] AGRAWAL S K, PARNES L S. Human experience with canal plugging[J]. Ann N Y Acad Sci, 2001, 942: 300-305.

[54] ZHU Q, LIU C, LIN C, et al. Efficacy and safety of semicircular canal occlusion for

intractable horizontal semicircular benign paroxysmal positional vertigo[J]. Ann Otol Rhinol Laryngol, 2015, 124(4): 257-260.

[55] BRANTBERG K, BERGENIUS J. Treatment of anterior benign paroxysmal positional vertigo by canal plugging: a case report[J]. Acta Otolaryngol, 2002, 122(1): 28-30.

[56] MAAS B, VAN DER ZAAG-LOONEN H J, VAN BENTHEM P, et al. Effectiveness of canal occlusion for intractable posterior canal benign paroxysmal positional vertigo: a systematic review[J]. Otolaryngol Head Neck Surg, 2020, 162(1): 40-49.

[57] EPLEY J M. Singular neurectomy: hypotympanotomy approach[J]. Otolaryngol Head Neck Surg(1979), 1980, 88(3): 304-309.

[58] POURNARAS I, KOS I, GUYOT J P. Benign paroxysmal positional vertigo: a series of eight singular neurectomies[J]. Acta Otolaryngol, 2008, 128(1): 5-8.

[59] SILVERSTEIN H, WHITE D W. Wide surgical exposure for singular neurectomy in the treatment of benign positional vertigo[J]. Laryngoscope, 1990, 100(7): 701-706.

[60] GACEK R R, GACEK M R. Results of singular neurectomy in the posterior ampullary recess [J]. ORL J Otorhinolaryngol Relat Spec, 2002, 64(6): 397-402.

[61] DUNLAP P M, HOLMBERG J M, WHITNEY S L. Vestibular rehabilitation: advances in peripheral and central vestibular disorders[J]. Curr Opin Neurol, 2019, 32(1): 137-144.

[62] DISPENZA F, MAZZUCCO W, MAZZOLA S, et al. Observational study on risk factors determining residual dizziness after successful benign paroxysmal positional vertigo treatment: the role of subclinical BPPV[J]. Acta Otorhinolaryngol, 2019, 39(5): 347-352.

[63] SCHUKNECHT H F. Cupulolithiasis[J]. Arch Otolaryngol, 1969, 90: 765.

[64] HALL S F, RUBY R R F, MCCLURE J A. The mechanics of benign paroxysmal vertigo[J]. J Otolaryngol, 1979, 8: 151.

[65] EPLEY J M. New dimensions of benign paroxysmal positional vertigo[J]. Otolaryngol Head Neck Surg, 1980, 88: 599.

[66] 张素珍. 良性阵发性位置性眩晕的发病机理、临床诊断与治疗[J]. 继续医学教育, 2006, 20(20): 16-22.

[67] ICHIJO H. Neutral position of persistent direction-changing positional nystagmus[J]. Eur Arch Otorhinolaryngol. 2016, 273(2): 311-316.

[68] KIM C H, PHAM N C. Density difference between perilymph and endolymph: A new hypothesis for light cupula phenomenon[J]. Med Hypotheses.2019, 123: 55-59.

[69] 彭好, 王利一, 宋海涛, 等. 向地性位置性眼震患者临床特点及疗效观察[J]. 中华耳鼻咽喉头颈外科杂志, 2017, 52(3): 5.

[70] KIM C H, KIM Y G, SHIN J E, et al. Lateralization of horizontal semicircular canal

canalolithiasis and cupulopathy using bow and lean test and head-roll test[J]. Eur Arch Otorhinolaryngol, 2016, 273(10): 3003-3009.

[71] ASCHAN G, BERGSTEDT M, GOLDBERG L, et al. Positional nystagmus in man during and after alcohol intoxication[J]. Q J Stud Alcohol. 1956, 17(3): 381-405.

[72] MONEY K E, MYLES W S. Heavy water nystagmus and effects of alcohol[J]. Nature Nature. 1974, 247(5440): 404-405.

[73] RIETZ R, TROIA B W, YONKERS A J, et al. Glycerol-induced positional nystagmus in human beings[J]. Otolaryngology-head and neck surg, 1987, 97(3): 282-287.

[74] 唐小武, 黄秋红, 区永康. 轻嵴帽: 解释持续向地性变向性位置性眼震的新理论[J]. 中华耳科学杂志, 2016, 14(4): 4.

[75] KIM C H, SHIN J E, KIM Y W. A new method for evaluating lateral semicircular canal cupulopathy[J]. Laryngoscope, 2015, 125(8): 1921-1925

[76] SEO T, SHIRAISHI K, KOBAYASHI T, et al. Clinical course of persistent geotropic direction-changing positional nystagmus with neutral position-light cupula[J]. Acta Otolaryngol, 2016, 136(1): 34-37.

[77] 张林, 区永康, 郑亿庆, 等. 轻嵴帽患者的临床特征分析[J]. 中华耳科学杂志, 2007, 15(6): 4.

[78] BREVERN M V, BERTHOLON P, BRANDT T, et al. Benign paroxysmal positional vertigo: Diagnostic criteria[J]. J Vestib Res. 2015, 25(3-4): 105-117.

[79] 中华耳鼻咽喉头颈外科杂志编辑委员会, 中华医学会耳鼻咽喉头颈外科学分会. 良性阵发性位置性眩晕诊断和治疗指南(2017)[J]. 中华耳鼻咽喉头颈外科杂志. 2017, 52(3): 173-177.

[80] 施天明, 耿昱. 水平半规管良性阵发性位置性眩晕诊治进展[J]. 中华耳鼻咽喉头颈外科杂志, 2014, 49(8): 693-697.

[81] BRANDT T, DAROFF R B. Physical therapy for benign paroxysmal positional vertigo[J]. Arch Otolaryngol, 1980, 106: 484.

[82] PARNES L S, MCCLURE J A. Free-floating Endolymph Particles: A new operative finding during posterior semicircular canal occlusion[J]. Laryngoscope, 1992, 102(9): 988-992.

[83] HERDMAN S J, TUSA R J, CLENDANIEL R A. Eye movement signs in vertical canal benign paroxysmal positional vertigo.//Contemporary Ocular Motor and Vestibular Research: A Tribute to Dave A[M]. Stuttgart: George Thieme Verlag, 1994: 385-387.

[84] MCCLURE J A. Horizontal canal BPV[J]. J Otolaryngol, 1985, 14(1): 30-35.

[85] MEILLEURE G D L, DEHAENE I, DEPONDT M. Benign paroxysmal positional vertigo of the horizontal canal[J]. J Neurol Neurosurg.Psychiatr, 1996, 60: 68.

[86] NUTI D, VANNUCCHI P, PAGNINI P. Benign paroxysmal positional vertigo of the horizontal canal, a form of canalithiasis with variable clinical features[J]. J Vestib Res, 1996: 6: 173-184.

[87] DIX M R, HALLPIKE C S. Pathology, symptomatology and diagnosis of certain disorders of the vestibular system[J]. Proc R Soc Med, 1952, 45(6): 341-354.

[88] EPLEY J M. The canalith repositioning procedure: For treatment of benign paroxysmal positional vertigo[J]. Oto laryngol Head Neck Surg, 1992, 107(3): 399-404.

[89] HERDMAN S J, TUSA R J, ZEE D S. Single treatment approaches to benign paroxysmal positional vertigo[J]. Arch Otolaryngol Head Neck Surg, 1993, 119: 450.